2019年版

手术室护理实践指南

GUIDE TO OPERATING ROOM NURSING PRACTICE

中华护理学会手术室护理专业委员会 编制

编写委员会

顾　问	李秀华	吴欣娟			
主　审	么　莉	胡国庆	李六亿	武迎宏	张俊廷
	黄宇光	齐　强	蔡建强	裴宇权	胡必杰
	张流波	李危石	李　虎	巨　睦	杨国栋
	陈　忠	唐小斌	成宁海	徐志鹏	赵旻暐
主　编	郭　莉				
副主编	何　丽	徐　梅	陈肖敏	常后婵	宋　玲
	李国宏	孙育红	高兴莲	李　莉	刘春英
	李　萍	钱蒨健	刘　婷	穆　莉	米湘琦
	孙路路				

人民卫生出版社

图书在版编目（CIP）数据

手术室护理实践指南：2019年版／郭莉主编.—
北京：人民卫生出版社,2019
ISBN 978-7-117-28068-6

Ⅰ.①手… Ⅱ.①郭… Ⅲ.①手术室－护理－指南
Ⅳ.①R472.3-62

中国版本图书馆 CIP 数据核字（2019）第 030500 号

人卫智网	www.ipmph.com	医学教育、学术、考试、健康，购书智慧智能综合服务平台
人卫官网	www.pmph.com	人卫官方资讯发布平台

手术室护理实践指南

（2019 年版）

主　　编：郭　莉

出版发行：人民卫生出版社（中继线 010-59780011）

地　　址：北京市朝阳区潘家园南里 19 号

邮　　编：100021

E - mail：pmph @ pmph. com

购书热线：010-59787592　010-59787584　010-65264830

印　　刷：中农印务有限公司

经　　销：新华书店

开　　本：889×1194　1/32　印张：7

字　　数：175 千字

版　　次：2019 年 3 月第 1 版　2019 年 8 月第 1 版第 2 次印刷

标准书号：ISBN 978-7-117-28068-6

定　　价：52.00 元

打击盗版举报电话：010-59787491　E-mail：WQ @ pmph.com

（凡属印装质量问题请与本社市场营销中心联系退换）

编 者

（以姓氏笔画为序）

马 艳 （中国医学科学院阜外心血管病医院）

王 伟 （首都医科大学附属北京天坛医院）

王 宇 （空军军医大学第一附属医院）

王 菲 （首都医科大学附属北京友谊医院）

王 维 （上海交通大学医学院附属瑞金医院）

王 薇 （首都医科大学附属北京同仁医院）

王玉玲 （天津市南开医院）

王丽波 （哈尔滨医科大学附属第二医院）

车美华 （云南省第二人民医院）

文红玲 （青海省人民医院）

方 茜 （贵州省人民医院）

付秀荣 （山西医科大学第一医院）

白晓霞 （四川省医学科学院四川省人民医院）

边冬梅 （空军军医大学第一附属医院）

邢彩霞 （内蒙古自治区人民医院）

刘 婷 （首都医科大学宣武医院）

刘 鹏 （北京医院）

刘卫红 （中南大学湘雅二医院）

刘春英 （天津市第一中心医院）

刘秋秋 （中南大学湘雅医院）

刘淑玲 （河北医科大学第二医院）

米湘琦 （北京大学第三医院）

许家丽 （广西壮族自治区人民医院）

孙育红 （中日友好医院）

孙梅林　（安徽医科大学附属第一医院）

李　莉　（中国医科大学附属第一医院）

李　萍　（中日友好医院）

李水云　（内蒙古医科大学附属第一医院）

李国宏　（东南大学附属中大医院）

李胜云　（郑州大学第一附属医院）

李艳双　（哈尔滨医科大学附属第一医院）

吴秀红　（中国医学科学院肿瘤医院）

何　丽　（中国人民解放军总医院）

宋　玲　（首都医科大学附属北京安贞医院）

张宁虹　（宁夏医科大学总医院）

张琳娟　（西安交通大学第一附属医院）

张增梅　（郑州大学第一附属医院）

陈云超　（广西医科大学第一附属医院）

陈肖敏　（浙江省人民医院）

陈青钦　（福建医科大学附属第一医院）

邵　丽　（新疆医科大学第一附属医院）

林　珂　（昆明医科大学第二附属医院）

易凤琼　（重庆医科大学附属第一医院）

周学颖　（吉林大学中日联谊医院）

孟红梅　（吉林省人民医院）

赵体玉　（华中科技大学同济医学院附属同济医院）

郝雪梅　（中国人民解放军陆军总医院）

胡小灵　（中国人民解放军陆军总医院）

胡文娟　（上海交通大学医学院附属仁济医院）

胡洁虹　（甘肃省人民医院）

柯雅娟　（海南省人民医院）

索朗玉珍　（西藏自治区人民医院）

钱维明　（浙江大学医学院附属第二医院）

钱蒨健　（上海交通大学医学院附属瑞金医院）

徐　梅　（北京协和医院）

高兴莲　（华中科技大学同济医学院附属协和医院）

郭　莉　（北京大学第三医院）

曹建萍　（南昌大学第一附属医院）

龚仁蓉　（四川大学华西医院）

常后婵　（广东省人民医院）

阎效红　（山西医科大学第二医院）

梁小玲　（兰州大学第一医院）

程宗仪　（西藏自治区第二医院）

翟永华　（山东大学齐鲁医院）

穆　莉　（北京大学第一医院）

穆　燕　（安徽省立医院）

魏　民　（山东省立医院）

靡丽梅　（贵州医科大学附属医院）

序

告别充实奋进的 2018，我们迎来了满载希望和梦想的 2019。2019 年是新中国成立 70 周年，是我国全面建成小康社会的关键之年。护理人员作为实施健康中国战略的重要力量，责任重大、使命光荣。中华护理学会作为代表全国护理工作者的优秀学术团体，将团结所有护理工作者，促进护理科技创新，助力健康中国建设，促进全民健康、全民小康目标的达成。

手术室作为外科手术治疗和急危重症抢救的重要场所，护理工作具有其特殊性，管理模式也不同于其他科室。随着医学科学的逐步发展和医疗技术的更新完善，外科手术治疗的范围和领域也不断扩大，手术室成为各种新技术、新方法的集结之地，许多医学领域的高科技产品、设备大多首先应用于手术室，这对手术室护士的技术和专业素质提出了更高的要求，也给手术室护理管理工作带来了挑战。

中华护理学会手术室护理专业委员会紧密围绕着学会核心工作，积极推进手术室护士队伍建设，调动护士工作积极性，提升护理管理水平。为进一步规范手术室专科护理实践，手术室护理专业委员会组织了全国 31 个省、市、自治区的手术室护理专家进行研究、讨论，共同编制了《手术室护理实践指南》，并于 2014 年 5 月正式颁布。此后，每年更新。目前，该书已涵盖了手术室无菌技术、手术体位护理、电外科安全、手术隔离技术、患者安全管理、仪器设备管理、手术物品清点、感染控制管理、手术室人员管理九项手术室专科护理操作技术，是手术室专科护理指导用书，内容全面，可供全国手术室护士参考借鉴，以便为患者提供周到、安全、规范、科学的手术室护理，同时也可用于手术室专科护士培训，加强手术室护理队伍建设，提升手术室护理服务水平。

开启新征程，当好追梦人。相信由中华护理学会手术室护理专业委员会编制的《手术室护理实践指南》将进一步规范手术室专科护理操作技术、提高手术室护理整体业务水平、强化手术室的安全管理。希望手术室护理同仁们能够求真务实，不断探索，为我国手术室护理事业发展作出新的、更大贡献！

中华护理学会理事长 吴欣娟

2019 年 1 月

护理工作是医疗卫生工作的重要组成部分，在推进健康中国建设、深化医药卫生体制改革、改善人民群众就医体验及促进社会和谐方面发挥着重大作用。2019年是中华人民共和国成立70周年，是全面建成小康社会关键之年，随着医药卫生体制改革不断深化，护理事业发展取得突破性进展。同时，2019年也是实施"十三五"规划承上启下的关键一年，我们应坚持稳中求进的工作总基调，全面加强党的领导，创造性落实新时代党的卫生健康工作方针，深入实施健康中国战略，持续推进优质护理服务，提升手术室护理服务质量，不断增强群众健康获得感，为助力全面建成小康社会收官打下决定性健康基础。

中华护理学会手术室护理专业委员会在中华护理学会的领导下，围绕学会的工作重点及国家的行业政策，为手术室专业搭建各种交流平台，为全国的手术室护士提供专业服务，提升手术室专业发展水平。起到上传下达、桥梁枢纽及引领学科发展的作用。同时，紧密围绕中华护理学会理事会提出的"凝心聚力、再攀高峰"的工作精神，秉承"以学术为本、搭建平台、辐射全国、走向世界、有所作为"的指导思想，2013年8月在中华护理学会领导的支持下及中华护理学会学术部的组织下，启动了《手术室护理实践指南》的学术项目工作，由手术室护理专业委员会负责组织编写，并开展学术推广活动。

随着医学模式的转变、医学科学的发展和医疗水平的不断提高，护理人员在预防、临床、康复等医学领域中扮演着越来越重要的角色。不断涌现的新技术对手术室护士的技术和专业素质提出了越来越高的要求，同时也不可忽略常规基础操作技术。手术室管理的最终目标是保障手术及患者安全，手术室护理人员应积极掌握各种护理措施以减少手术病人并发症的出现，解决重要的手术安全问题，确保每位患者得到恰当的手术治疗和护理。因此，本指南的制定旨在为手术医务人员、医院感染管理者和卫生行政部门提供手术室专科护理技术的相关知识和操作规范，以规范手术过程中的专科护理操作，保障患者健康权益。同时，严格的手术室护理操作也是预防手术部位感染、保障患者安全的重要环节，是医院感染领域最早采取和循证确认有效的预防措施。本指南既对手术室护士的日常工作和具体操作行为具有指导作用，也对手术室管理者加强科室管理及相关的教育培训具有重要参考价值。

中华护理学会手术室护理专业委员会组织了全国各省、市、自治区的手术室护理专家针对"手术室护理实践指南"的规范性进行研究、讨论，全国手术室护理同仁进行大量调研，汇总了包括手术室无菌技术操作、手术体位的摆放、电外科技术安全、手术隔离技术、仪器设备管理、感染控制管理等33项迫切需要规范、统一的手术室护理操作内容。最终，经过手术室护理专业委员会专家们的讨论，决定将全部内容分批次完成。希望通过《手术室护理实践指南》的编写，可以及时为全国手术室护理工作提供参考意见，为患者提供周到、科学、严谨的术中护理。同时，完善手术室专科护士培训相关教材，加强手术室护理队伍的建设。

本指南在编写内容上主要依据国家卫生健康委员会的标准和规范，参考国际相关标准，并结合手术室专科护理近年来出现的新技术、新方法和实践经验。2019年版指南全部内容共分为九篇，在2018年版指南的基础上增加了手术铺单、能量平台、体内植入物患者的电外科设备安全使用、手术患者意外伤害预防、手术无影灯、手术床、除颤仪共七部分内容，并对第三篇　单极电刀，第六篇　外来手术器械管理等相关内容进行了修订，其中，每篇内容均包含了概述，即对本指南涉及的内容及范围进行说明；术语用于对本指南的理解；专业内容分别介绍了无菌技术、手术体位、电外科安全、手术隔离技术、患者安全管理、仪器设备管理、手术物品清点、感染控制管理、手术室人员管理等相关操作的原则、方法与注意事项；规范性引用文件依次列举了所参考的标准与规范。同时，随书另增加了无菌技术操作、手术体位摆放等数字资源内容。

本指南编写工作由医疗领域的多专业专家共同参与完成。编写专家分别来自中华护理学会手术室护理专业委员会、国家卫生健康委员会医院管理研究所护理中心、中国医院协会医院感染管理专业委员会、中国疾病预防控制中心、北京市医院感染管理质量控制和改进中心、中华预防医学会医院感染控制学会、中华预防医学会消毒分会、首都医科大学附属北京天坛医院、北京大学人民医院、中国人民解放军总医院、北京协和医院、首都医科大学附属北京安贞医院、北京大学第三医院、中国医学科学院肿瘤医院、北京大学肿瘤医院等。编写组进行广泛调查研究，认真总结实践经验、积极采纳科研成果，参照有关国际标准和国内外技术标准，并在广泛征求意见的基础上，通过反复讨论、修改和完善，最后经审查定稿。

在编写过程中，我们征求了手术室护理专业委员会全体委员、感染控制专家及神经外科、麻醉科、骨科、妇科、血管外科、肿瘤科、输血科、保卫科等临床医学专家、护理专家及消防专家的建议与意见，得到了中华护理学会领导及同仁们的积极支持与帮助。特别感谢中国人民解放军总医院刘景汉教授对指南撰写给予的精心指导与帮助。强生（上海）医疗器材有限公司爱惜康外科对本指南编写工作给予了大力支持。在此谨代表编委会全体成员一并表示最衷心的感谢。

岁月不居，时节如流。5 年前《手术室护理实践指南》正式颁布开创了我国手术室护理行业指南的新篇章，并且得到了全国手术室护理同仁的一致好评，但那只是我国手术室护理行业规范性指导的起点。今年，2019 年版指南根据医疗、护理技术的不断创新和发展，已进行了内容修订与完善。今后我们将做到不断循证，每年更新、完善内容，促进我国手术室护理向着同质化方向发展，这是任重而道远的。同时，希望《手术室护理实践指南》也可以为国家制定手术室相关的标准规范提供具有实践意义的参考依据。全国手术室护理同仁们，让我们"当好努力奔跑的追梦人"，以坚如磐石的信心、只争朝夕的劲头、坚韧不拔的毅力迎接前进道路上的机遇与挑战，为推动我国手术室护理事业的高质量发展而不懈努力！

　　本书在编写内容上难免会出现疏漏与欠缺，希望广大读者批评指正。我们会不断完善提高。

郭　莉

2019 年 1 月

目　录

1

第一篇　无菌技术

01篇

1 概述

1.1 目的

为手术医务人员、医院感染管理者和卫生行政部门提供手术室无菌技术的相关知识和操作规范,以规范手术过程中的无菌技术操作,保障患者健康权益。

1.2 范围

1.2.1 本指南包括外科手消毒、穿无菌手术衣、戴无菌手套、铺置无菌器械台及传递手术器械的相关基础知识、操作流程、注意事项等内容。

1.2.2 本指南既对手术室护士的日常工作和具体操作行为具有指导作用,也对手术室管理者加强科室管理及相关的教育培训具有重要参考价值。

2 术语

2.1 手卫生

手卫生(hand hygiene)为医务人员洗手、卫生手消毒和外科手消毒的总称。

2.2 外科手消毒

外科手消毒(surgical hand antisepsis)是指外科手术前医务人员用皂液和流动水洗手,再用手消毒剂清除或者杀灭手部暂居菌和减少常居菌的过程。使用的手消毒剂常具有持续抗菌活性。

2.3　常居菌

常居菌（resident skin flora）是指能从大部分人体皮肤上分离出来的微生物，是皮肤上持久的固有寄居菌，不易被机械地摩擦清除。如凝固酶阴性葡萄球菌、棒状杆菌类、丙酸菌属、不动杆菌属等。一般情况下不致病。

2.4　暂居菌

暂居菌（transient skin flora）是指寄居在皮肤表层，常规洗手容易被清除的微生物。直接接触患者或被污染的物体表面时可获得，可随时通过手传播，与医院感染密切相关。

2.5　皂液

皂液（liquid soap）是指不含消毒剂的清洁剂，或仅含有很低浓度的、仅起防腐作用的抗菌剂。

2.6　手消毒剂

手消毒剂（hand antiseptic agent）是用于手部皮肤消毒，以减少手部皮肤细菌的消毒剂，如乙醇、异丙醇、氯己定、碘伏等。

2.6.1　速干手消毒剂（alcohol-based hand rub）　是含有醇类和护肤成分的手消毒剂。包括水剂、凝胶和泡沫型。

2.6.2　免冲洗手消毒剂（waterless antiseptic agent）　是主要用于外科手消毒，消毒后不需用水冲洗的手消毒剂。包括水剂、凝胶和泡沫型。

2.7　持久活性

持久活性（persistent activity）是指使用的消毒剂有持续

杀菌能力或累积活性，确保手术过程中手表面微生物保持在较低水平。

2.8 有效性

有效性（effectiveness）是指手卫生产品杀灭微生物的能力，分实验室消毒效果和临床应用消毒效果。

2.9 外科手消毒设施

外科手消毒设施（surgical hand disinfection facilities）是用于洗手与手消毒的设施，包括洗手池、水龙头、流动水、清洁剂、干手用品、手消毒剂、手刷、计时装置、清洁指甲用品等。

2.10 无菌手术衣

无菌手术衣（sterile surgical gown）是指定用于手术室规范环境下的无菌服装。无菌手术衣有三对系带：领口一对系带；左叶背部与右叶内侧腋下各一系带组成一对；右叶宽大，能包裹术者背部，其上一系带与腰部前方的腰带组成一对。

2.11 无接触式戴无菌手套

无接触式戴无菌手套（closed gloving/non-contact gloving）是指手术人员在穿无菌手术衣时手不露出袖口独自完成或由他人协助完成戴手套的方法。

2.12 消毒

消毒（disinfection）是指杀灭或清除传播媒介上病原微生

物，使其达到无害化的处理。

2.13　灭菌

灭菌（sterilization）是指清除或杀灭医疗器械、器具和物品上一切微生物的处理。

2.14　无菌技术

无菌技术（sterile technique）是指在医疗、护理操作中，防止一切微生物侵入人体和防止无菌物品、无菌区域被污染的操作技术。

2.15　无菌区域

无菌区域（sterile area）是指经过灭菌处理且未被污染的区域。

2.16　穿孔指示系统

穿孔指示系统（perforation indication system）是指戴双层手套，当手套穿孔时，液体会通过穿孔部位渗透到两层手套之间，更容易看见穿孔部位（图1-2-1）。

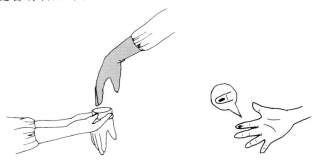

图 1-2-1　穿孔指示系统

2.17 无菌单

无菌单（sterile drapes）是指经过灭菌处理后，未被污染的手术单。

2.18 无菌包

无菌包（sterile package）是指经过灭菌处理后，未被污染的手术包。

2.19 无菌器械台

无菌器械台（sterile instrument table）是指手术过程中存放无菌物品、手术器械等物品的操作区域。

2.20 无菌持物钳

无菌持物钳（sterile holding forceps）是指经过灭菌处理后，用于夹取或传递无菌物品的钳子。

2.21 无菌物品

无菌物品（aseptic supply）是指经过物理或化学方法灭菌后，未被污染的物品。

2.22 化学指示物

化学指示物（chemical indicator）是指根据暴露于某种灭菌工艺所产生的化学或物理变化，在一个或多个预定过程变量上显现变化的检验装置。

2.23　无触式传递

无触式传递（non-contact transfer）是指手术过程中借助中间物质，进行传递、接收手术锐器，防止职业暴露。

2.24　备皮

备皮（preserved skin）指在手术的相应部位剃除毛发并进行体表清洁的手术准备，是对拟行外科手术的患者在术前进行手术区域清洁的工作，不仅仅是清除体毛那么简单，还包括皮肤的清洗，有时术前还要做皮肤碘伏擦洗等。

2.25　切口感染

切口感染（incision infection）是手术后常见并发症之一。其后果是切口延迟愈合，可能发生切口裂开，甚至引起全身性感染。

2.26　皮肤消毒剂

皮肤消毒剂（skin disinfectant）指能杀灭传播媒介上的病原微生物，使其达到无害化要求，将病原微生物消灭于人体之外，切断传染病的传播途径，达到控制传染病的目的。抗菌成分是用来杀灭微生物的。持久抗菌活性（即以 h 衡量），提供了皮肤消毒剂的概述。

2.27　黏膜消毒剂

黏膜消毒剂（mucosa disinfectant）指用于黏膜消毒的化学制剂，杀灭或清除口腔、鼻腔、阴道及外生殖器等黏膜病原微生物的过程，并达到消毒要求。

2.28　手术部位消毒

患者皮肤表面也存在暂居菌和常居菌。这些细菌进入切开的组织，可能导致感染。采用手术部位皮肤消毒，可清除手术切口处及其周围皮肤上的暂居菌，并抑制常居菌的移动，最大限度减少手术部位相关感染。

2.29　手术部位感染

外科手术部位感染分为切口浅部组织感染、切口深部组织感染、器官/腔隙感染。金黄色葡萄球菌是引起手术部位感染的最常见微生物。

2.30　消毒剂

消毒剂（disinfectant）能杀灭传播媒介上的病原微生物，使其达到无害化要求，将病原微生物消灭于人体之外，切断传染病的传播途径，达到控制传染病的目的。抗菌成分是用来杀灭微生物的。抗菌活性是指抑制或杀灭病原微生物的能力，持久抗菌活性（即以 h 衡量），提供了皮肤消毒剂的抑制或杀灭病原微生物的能力强度概述。

2.31　碘中毒

碘中毒指由碘引起的中毒，表现为严重的鼻炎、额痛、消瘦、虚弱和皮肤斑疹。使用碘或碘化物所致。

2.32　手术单

手术单（surgical drape）指覆盖病人或器械以防止感染源传播的织物单。包括重复性使用产品（棉织物、长纤聚酯纤维织物）和一次性使用产品（无纺布），其性能要求应符合 GB 19633YY/T 0698.2-2009。

2.33 手术铺单

手术铺单（surgical draping）指将无菌手术单铺置于消毒后的手术部位，建立无菌屏障的过程。

2.34 棉织物

棉织物（cotton fabric）是以棉纱线为原料的机织物，统称棉布。棉织物的组织结构因经纬交织方法不同分为平纹、斜纹和缎纹。

2.35 长纤聚酯纤维织物

长纤聚酯纤维织物（polyester fabric）是由长纤聚酯纤维和具有导电性能的碳纤维组成，按照比例梭织成平纹的材料。

2.36 无纺布

无纺布（non-woven fabric）学名非织造布或不织布，是一种不经过纺纱和织布工艺而形成的织物，具有高阻隔、防潮、透气、柔韧、质轻等特点。通常以聚丙烯为原料，采用纺粘、熔喷热黏合生产工艺制作。

2.37 无菌铺单包

无菌铺单包（sterile drapes）是根据手术需求由各类不同规格尺寸的手术单组成用于手术部位或其他有创操作部位铺置的无菌包。

3 外科手消毒

3.1 外科手消毒目的

外科手消毒目的是清除或者杀灭手表面暂居菌，减少常居菌，抑制手术过程中手表面微生物的生长，减少手部皮肤细菌的释放，防止病原微生物在医务人员和患者之间的传播，有效预防手术部位感染发生。

3.2 外科手消毒设施

3.2.1 洗手池 应设在手术间附近，2~4个手术间宜配置1个洗手池。洗手池大小、高低适宜，有防溅设施，管道不应裸露，池壁光滑无死角，应每日清洁和消毒。

3.2.2 水龙头 数量与手术间数量匹配，应不少于手术间数量。水龙头开关应采用非手触式。

3.2.3 洗手用水 水质应符合 GB5749《生活饮用水卫生标准》要求，水温建议控制在 32~38℃。不宜使用储箱水。

3.2.4 清洁剂 术前外科洗手可用皂液。盛装皂液的容器应为一次性，如需重复使用应每次用完后清洁、消毒。皂液有混浊或变色时及时更换，并清洁、消毒容器。

3.2.5 干手物品 干手物品常用无菌巾，一人一用。

3.2.6 消毒剂 要符合国家管理要求，在有效期内使用。用于外科手消毒的消毒剂主要有氯己定醇复合消毒液、碘伏和2%~4%氯己定消毒液等，使用中应注意以下事项：

3.2.6.1 外科手消毒剂能显著降低完整皮肤上的微生物，有广谱抗菌、快速、持久活性、无刺激性等特点，即刻杀菌和持久活性被认为是最重要的。

3.2.6.2　需为医务人员提供高效、刺激性低的外科手消毒剂，同时考虑他们对产品的触觉、气味和皮肤的耐受性。

3.2.6.3　应向厂家咨询手消毒剂、凝胶或酒精类揉搓剂与医院使用的抗菌皂液相互作用的简明信息。

3.2.6.4　外科手消毒剂的出液器应采用非手触式，消毒剂宜采用一次性包装，重复使用的消毒剂容器应每次用完后清洁与消毒。建议使用一次性包装；重复使用的出液器应每周清洁与消毒。

3.2.6.5　外科手消毒剂开启后应标明日期、时间，易挥发的醇类产品开瓶后的使用期不得超过 30 天，不易挥发的产品开瓶后使用期不得超过 60 天。

3.2.7　手刷　应柔软完好，重复使用时应一用一灭菌。

3.2.8　计时装置　应配备计时装置，方便医务人员观察洗手与手消毒时间。

3.2.9　洗手流程及说明图示　洗手池上方应张贴外科洗手流程图，方便医务人员规范手消毒流程。

3.2.10　镜子　洗手池正前方应配备镜子，用于刷手前整理着装。

3.3　外科手消毒方法

3.3.1　外科手消毒原则

3.3.1.1　先洗手，后消毒。

3.3.1.2　不同手术之间或手术过程中手被污染时，应重新进行外科手消毒。

3.3.2　外科手消毒前的准备

3.3.2.1　着装符合手术室要求，摘除首饰（戒指、手表、手镯、耳环、珠状项链等）。

3.3.2.2　指甲长度不应超过指尖，不应佩戴人工指甲或涂指甲油。

3.3.2.3 检查外科手消毒用物是否齐全及有效期。

3.3.2.4 将外科手消毒用物呈备用状态。

3.3.3 洗手方法

3.3.3.1 取适量的皂液清洗双手、前臂和上臂下 1/3，认真揉搓。清洁双手时，应注意清洁指甲下的污垢和手部皮肤的皱褶处。

3.3.3.2 流动水冲洗双手、前臂和上臂下 1/3。从手指到肘部，沿一个方向用流动水冲洗手和手臂，不要在水中来回移动手臂。

3.3.3.3 使用干手物品擦干双手、前臂和上臂下 1/3。

3.3.4 手消毒方法 常用方法包括：免刷手消毒方法和刷手消毒方法。

3.3.4.1 免刷手消毒方法

3.3.4.1.1 冲洗手消毒方法：取适量的手消毒剂揉搓至双手的每个部位、前臂和上臂下 1/3，并认真揉搓 2～6min，用流动水冲净双手、前臂和上臂下 1/3，用无菌巾彻底擦干。流动水应达到 GB5749 的规定。特殊情况水质达不到要求时，手术医生在戴手套前，应用醇类消毒剂再消毒双手后戴手套。手消毒剂的取液量、揉搓时间及使用方法应遵循产品的使用说明。

3.3.4.1.2 免冲洗手消毒方法：取适量的手消毒剂涂抹至双手的每个部位、前臂和上臂下 1/3，并认真揉搓直至消毒剂干燥。手消毒剂的取液量、揉搓时间及使用方法应遵循产品的使用说明。

3.3.4.1.3 涂抹外科手消毒液

3.3.4.1.3.1 取免冲洗手消毒剂于一侧手心，揉搓一侧指尖、手背、手腕，将剩余手消毒液环转揉搓至前臂、上臂下 1/3。

3.3.4.1.3.2 取免冲洗手消毒剂于另一侧手心，步骤同上。

3.3.4.1.3.3 最后取手消毒剂，按照六步洗手法（见附录1）揉搓双手至手腕部，揉搓至干燥。

3.3.4.2 刷手消毒方法（不建议常规使用）

3.3.4.2.1 清洁洗手：具体方法参照标题2.3.3中的内容。

3.3.4.2.2 刷手：取无菌手刷，取适量洗手液或外科手消毒液，刷洗双手、前臂、至上臂下1/3，时间约3min（根据洗手液说明）。刷时稍用力，先刷甲缘、甲沟、指蹼，再由拇指桡侧开始，渐次到指背、尺侧、掌侧，依次刷完双手手指。然后再分段交替刷左右手掌、手背、前臂至肘上。刷手时要注意勿漏刷指间、腕部尺侧和肘窝部。用流动水自指尖至肘部冲洗，不要在水中来回移动手臂。用无菌巾从手至肘上依次擦干，不可再向手部回擦。拿无菌巾的手不要触碰已擦过皮肤的巾面。同时还要注意无菌巾不要擦拭未经刷过的皮肤。同法擦干另一手臂。

手消毒剂的取液量、揉搓时间及使用方法应遵循产品的使用说明。

3.3.5 外科手消毒的注意事项

3.3.5.1 在整个过程中双手应保持位于胸前并高于肘部，保持手尖朝上，使水由指尖流向肘部，避免倒流。

3.3.5.2 手部皮肤应无破损。

3.3.5.3 冲洗双手时避免溅湿衣裤。

3.3.5.4 戴无菌手套前，避免污染双手。

3.3.5.5 摘除外科手套后应清洁洗手。

3.3.5.6 外科手消毒剂开启后应标明日期、时间，易挥发的醇类产品开瓶后的使用期不得超过30天，不易挥发的产品开瓶后使用期不得超过60天。

3.4　外科手消毒效果监测

医疗机构应定期对手术室、产房、导管室等外科相关科室进行外科手消毒效果的监测。当怀疑医院感染暴发与医务人员手卫生相关时，应及时进行监测，并进行相应致病性微生物的监测。

监测方法及判断标准参考 WS/T 313-2009《医务人员手卫生规范》中 8.2 及 8.3 的要求。

4　穿无菌手术衣

4.1　穿无菌手术衣目的

穿无菌手术衣目的是避免和预防手术过程中医护人员衣物上的细菌污染手术切口，同时保障手术人员安全，预防职业暴露。

4.2　穿无菌手术衣方法

4.2.1　穿无菌手术衣（图 1-4-1）

4.2.1.1　拿取无菌手术衣，选择较宽敞处站立，面向无菌台，手提衣领，抖开，使无菌手术衣的另一端下垂。

4.2.1.2　两手提住衣领两角，衣袖向前位将手术衣展开，举至与肩同齐水平，使手术衣的内侧面面对自己，顺势将双手和前臂伸入衣袖内，并向前平行伸展。

4.2.1.3　巡回护士在穿衣者背后抓住衣领内面，协助将袖口后拉，并系好领口的一对系带及左叶背部与右侧腋下的一对系带。

4.2.1.4　应采用无接触式戴无菌手套。

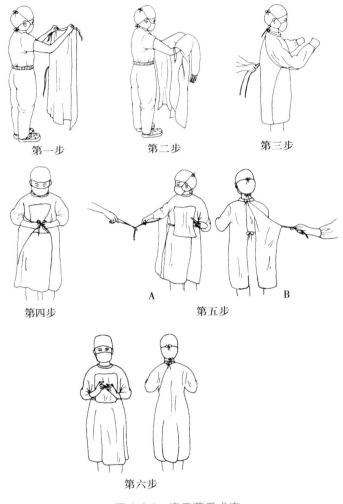

第一步　　　　　　　　　第二步　　　　　　　　　第三步

第四步　　　　　　　　　　　第五步

第六步

图 1-4-1　穿无菌手术衣

　　4.2.1.5　解开腰间活结，将右叶腰带递给台上其他手术人员或交由巡回护士用无菌持物钳夹取，旋转后与左手腰带系于胸前，使手术衣右叶遮盖左叶。

　　4.2.2　协助穿无菌手术衣

4.2.2.1 洗手护士持无菌手术衣，选择无菌区域较宽敞的地方协助医生穿衣。

4.2.2.2 双手持号码适中的手术衣衣领，内面朝向医生打开，护士的双手套入手术衣肩部的外面并举至与肩同齐水平。

4.2.2.3 医生面对护士跨前一步，将双手同时伸入袖管至上臂中部，巡回护士协助系衣领及腰带。

4.2.2.4 洗手护士协助医生戴手套并将腰带协助打开拽住，医生自转后自行系带。

4.2.3 脱无菌手术衣方法 脱无菌手术衣原则是由巡回护士协助解开衣领系带，先脱手术衣，再脱手套，确保不污染刷手衣裤。

4.3 穿无菌手术衣注意事项

4.3.1 穿无菌手术衣必须在相应手术间进行。

4.3.2 无菌手术衣不可触及非无菌区域，如有质疑立即更换。

4.3.3 有破损的无菌衣或可疑污染时立即更换。

4.3.4 巡回护士向后拉衣领时，不可触及手术衣外面。

4.3.5 穿无菌手术衣人员必须戴好手套，方可解开腰间活结或接取腰带，未戴手套的手不可拉衣袖或触及其他部位。

4.3.6 无菌手术衣的无菌区范围为肩以下、腰以上及两侧腋前线之间。

5 无接触式戴无菌手套

5.1 自戴无菌手套方法（图 1-5-1）

5.1.1 穿无菌手术衣时双手不露出袖口。

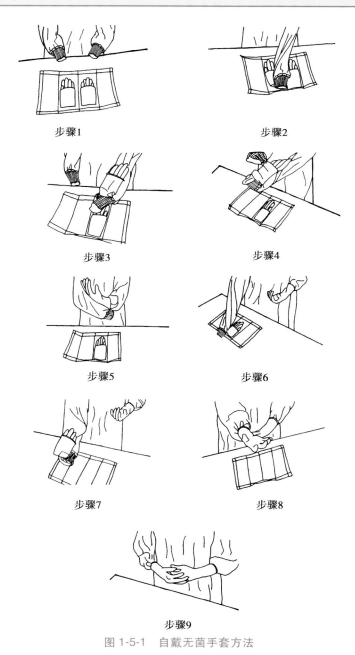

步骤1　　　　　　　　　　　步骤2

步骤3　　　　　　　　　　　步骤4

步骤5　　　　　　　　　　　步骤6

步骤7　　　　　　　　　　　步骤8

步骤9

图 1-5-1　自戴无菌手套方法

5.1.2 隔衣袖取手套置于同侧的掌侧面，指端朝向前臂，拇指相对，反折边与袖口平齐，隔衣袖抓住手套边缘并将之翻转包裹手及袖口。

5.2 协助戴无菌手套方法（图1-5-2）

协助者将手套撑开，被戴者手直接插入手套中。

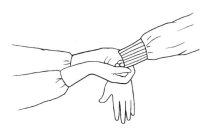

图1-5-2 协助戴无菌手套方法

5.3 摘除手套方法

5.3.1 用戴手套的手抓取另一手的手套外面翻转摘除。

5.3.2 用已摘除手套的手伸入另一手套的内侧面翻转摘除。注意清洁手不被手套外侧面所污染。

5.4 无接触式戴无菌手套注意事项

5.4.1 向近心端拉衣袖时用力不可过猛，袖口拉到拇指关节处即可。

5.4.2 双手始终不能露于衣袖外，所有操作双手均在衣袖内。

5.4.3 戴手套时，将反折边的手套口翻转过来包裹住袖口，不可将腕部裸露。

5.4.4 感染、骨科等手术时手术人员应戴双层手套（穿孔指示系统），有条件内层为彩色手套。

6 铺置无菌器械台

6.1 铺置无菌器械台目的

使用无菌单建立无菌区域、建立无菌屏障，防止无菌手术器械及敷料再污染，最大限度地减少微生物由非无菌区域转移至无菌区域；同时可以加强手术器械管理。正确的手术器械传递方法，可以准确、迅速地配合手术医生，缩短手术时间，降低手术部位感染，预防职业暴露。

6.2 铺置无菌器械台方法

6.2.1 规范更衣，戴帽子、口罩。

6.2.2 根据手术的性质及范围，选择适宜的器械车，备齐所需无菌物品。

6.2.3 选择近手术区较宽敞区域铺置无菌器械台。

6.2.4 将无菌包放置于器械车中央，检查无菌包名称、灭菌日期和包外化学指示物，包装是否完整、干燥，有无破损。

6.2.5 打开无菌包及无菌物品

6.2.5.1 方法一：打开无菌包外层包布后，洗手护士进行外科手消毒，由巡回护士用无菌持物钳打开内层无菌单：顺序为先打开近侧，检查包内灭菌化学指示物合格后再走到对侧打开对侧，无菌器械台的铺巾保证4~6层，四周无菌单垂于车缘下30cm以上，并保证无菌单下缘在回风口以上。协助洗手护士穿无菌手术衣、戴无菌手套。再由巡回护士与洗手护士一对一打开无菌敷料、无菌物品。

6.2.5.2 方法二：打开无菌包外层包布后，洗手护士用无菌持物钳打开内层无菌单（同 6.2.5.1 巡回护士打开方法），并自行使用无菌持物钳将无菌物品打至无菌器械台内，再将无菌器械台置于无人走动的位置后进行外科手消毒，巡回护士协助洗手护士穿无菌手术衣，无接触式戴无菌手套。

6.2.6 将无菌器械台面按器械物品使用顺序、频率、分类进行摆放，方便拿取物品。

6.3 铺置无菌器械台注意事项

6.3.1 洗手护士穿无菌手术衣、戴无菌手套后，方可进行器械台整理。未穿无菌手术衣及未戴无菌手套者，手不得跨越无菌区及接触无菌台内的一切物品。

6.3.2 铺置好的无菌器械台原则上不应进行覆盖。

6.3.3 无菌器械台的台面为无菌区，无菌单应下垂台缘下 30cm 以上，手术器械、物品不可超出台缘。

6.3.4 保持无菌器械台及手术区整洁、干燥。无菌巾如果浸湿，应及时更换或重新加盖无菌单。

6.3.5 移动无菌器械台时，洗手护士不能接触台缘平面以下区域。巡回护士不可触及下垂的手术布单。

6.3.6 洁净手术室建议使用一次性无菌敷料，防止污染洁净系统。

6.3.7 无菌包的规格、尺寸应遵循《医疗机构消毒技术规范》（WS/T367—2012）C.1.4.5 的规定。

7 手术器械、敷料传递

7.1 锐利器械传递方法

7.1.1 手术刀安装、拆卸及传递方法

7.1.1.1　安装、拆卸刀片方法：安装刀片时，用持针器夹持刀片前段背侧，轻轻用力将刀片与刀柄槽相对合（图1-7-1）；拆卸刀片时，用持针器夹住刀片的尾端背侧，向上轻抬，推出刀柄槽（图1-7-2）。

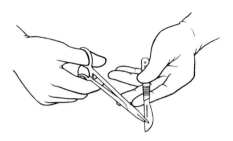

图 1-7-1　安装刀片

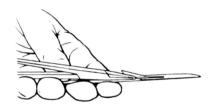

图 1-7-2　拆卸刀片

7.1.1.2　传递手术刀的方法：采用弯盘进行无触式传递方法，水平传递给术者，防止职业暴露（图1-7-3）。

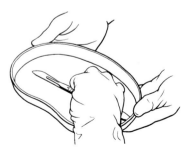

图 1-7-3　无触式传递手术刀

7.1.2 剪刀传递方法 洗手护士右手握住剪刀的中部，利用手腕部运动，适力将柄环部拍打在术者掌心上（图 1-7-4）。

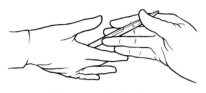

图 1-7-4 传递剪刀

7.1.3 持针器传递方法

7.1.3.1 持针器夹针方法：右手拿持针器，用持针器开口处的前 1/3 夹住缝针的后 1/3；缝线卡入持针器的前 1/3。

7.1.3.2 传递持针器的方法：洗手护士右手捏住持针器的中部，针尖端向手心，针弧朝背，缝线搭在手背上或握在手心中，利用手腕部适当力度将柄环部拍打在术者掌心上（图 1-7-5）。

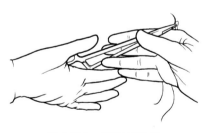

图 1-7-5 传递持针器

7.2 钝性器械传递方法

7.2.1 止血钳传递方法

7.2.1.1 单手传递法：洗手护士右手握住止血钳前 1/3 处，弯侧向掌心，利用腕部运动，将环柄部拍打在术者掌心上

（图 1-7-6）。

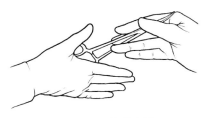

图 1-7-6　传递弯钳

7.2.1.2　双手传递法：同时传递两把器械时，双手交叉同时传递止血钳，注意传递对侧器械的手在上，同侧手在下，不可从术者肩或背后传递，其余同单手法。

7.2.2　镊子传递方法　洗手护士右手握住镊子夹端，并闭合开口，水平式或直立式传递，让术者握住镊子中上部（图 1-7-7）。

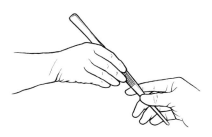

图 1-7-7　传递镊子

7.2.3　拉钩传递法　洗手护士右手握住拉钩前端，将柄端水平传递给术者（图 1-7-8）。

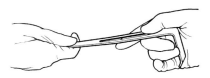

图 1-7-8　传递拉钩

7.2.4　骨刀（凿）、骨锤传递法　洗手护士左手递骨刀，右手递骨锤，左手捏刀（凿）端、右手握锤，水平递给术者。

7.3　缝线传递法

7.3.1　徒手传递法　洗手护士左手拇指与示指捏住缝线的前 1/3 处并拉出缝线，右手持线的中后 1/3 处，水平递给术者；术者的手在缝线的中后 1/3 交界处接线。当术者接线时，双手稍用力绷紧缝线，以增加术者的手感。

7.3.2　血管钳带线传递法　洗手护士用止血钳纵向夹紧结扎线一端 2mm，传递时手持轴部，弯曲向上，用柄轻击术者手掌传递。

7.4　传递手术器械的注意事项

7.4.1　传递器械前、后应检查器械的完整性，防止缺失部分遗留在手术部位。

7.4.2　传递器械应做到稳、准、轻、快，用力适度以达到提醒术者注意力为限。

7.4.3　传递器械的方式应准确，以术者接过后无需调整方向即可使用为宜。

7.4.4　传递拉钩前应用盐水浸湿。

7.4.5　安装、拆卸刀片时应注意避开人员，尖端向下，对向无菌器械台面。

7.4.6　传递锐利器械时，建议采用无触式传递，预防职业暴露。

7.4.7　向对侧或跨越式传递器械，禁止从医生肩后或背后传递。

8 手术区皮肤消毒

8.1 目的

为医院医务人员正确进行患者手术区消毒提供指导建议。清除手术切口处及其周围皮肤上的暂居菌，并抑制常居菌的移动，最大限度减少手术部位相关感染。

8.2 消毒方式

8.2.1 环形或螺旋形消毒 用于小手术野的消毒。

8.2.2 平行形或叠瓦形消毒 用于大手术野的消毒。

8.2.3 离心形消毒 清洁切口皮肤消毒应从手术野中心部开始向周围涂擦。

8.2.4 向心形消毒 污染手术、感染伤口或肛门、会阴部消毒，应从手术区外周清洁部向感染伤口或肛门、会阴部涂擦。以原切口为中心，自上而下，自外而内进行消毒。

8.3 消毒原则

8.3.1 消毒范围 由清洁区向相对不清洁区稍用力消毒。如清洁手术，一般以拟定的切口区为中心向周围涂擦。消毒范围应超过手术切口周围 15cm 的区域。关节手术消毒范围，超过上或下一个关节。如为污染手术或肛门、会阴处手术，则涂擦顺序相反，由手术区周围向切口中心涂擦。

8.3.2 消毒顺序 无论消毒顺序由中心向四周或由四周向中心，已接触污染部位的消毒纱球，不得再返擦清洁处。如切口有延长的可能，应事先相应扩大皮肤消毒范围。每一次的消毒均不超过前一遍的范围；至少使用两把消毒钳。

8.3.3　消毒剂选择　婴儿、碘过敏者以及面部、会阴、生殖器等处的消毒，可选 0.1%氯己定、75%酒精、0.1%硫柳汞酊、0.5%水溶性碘剂等。

8.3.4　特殊部位消毒　消毒腹部皮肤时，可先将消毒液滴入脐部，待皮肤涂擦完毕后，再将脐部消毒液蘸净。

8.4　常见皮肤、黏膜消毒剂

8.4.1　碘类消毒剂 0.5%～1%碘伏；2%～3%碘酊。

8.4.2　醇类消毒剂 75%医用酒精。

8.4.3　胍类 0.1%～0.5%氯己定（洗必泰）。

8.4.4　过氧化氢类 3%过氧化氢溶液。

8.5　消毒注意事项

8.5.1　消毒剂

8.5.1.1　根据手术部位、患者年龄、医生需求，参照使用说明书选择、使用。

8.5.1.2　专人负责、定基数、专柜存放（手术量大的单位可采用专用库房存放）。

8.5.1.3　易燃消毒剂属于危化品类，按照国家危化品管理规范。

8.5.2　常用皮肤消毒　是用 2%～3%碘酊涂擦手术区，待其干燥后以 75%医用酒精涂擦 2～3 遍；或使用 0.5%～1%碘伏直接涂擦手术区至少 2 遍。

8.5.3　消毒前

8.5.3.1　检查消毒区皮肤：是否清洁，有破口或疖肿者应立即告知手术医生。

8.5.3.2　检查消毒剂：名称、有效期、浓度、质量、开启时间。

8.5.3.3 防止损伤皮肤：消毒剂使用量适度，不滴为宜；应注意相关部位用垫巾保护。

8.5.4 消毒时机 应在麻醉完成（除局部麻醉）、体位安置妥当后进行。

8.5.5 确认消毒质量 范围符合手术部位要求、涂擦均匀无遗漏、皮肤皱褶、脐、腋下处的消毒规范、消毒液未渗漏床面。

8.5.6 结肠造瘘口患者 皮肤消毒前应先将造瘘部位用无菌纱布覆盖，使之与手术切口及周围区域相隔离，再进行常规皮肤消毒，最后再消毒造口处。

8.5.7 烧伤、腐蚀或皮肤受创伤患者 应先用生理盐水进行皮肤冲洗准备。

8.5.8 注意观察 消毒后的皮肤有无不良反应。

8.6 常见手术野皮肤消毒范围和示意图

8.6.1 头颈部手术 头、颈、耳部、眼、面部手术。

8.6.1.1 头部手术：头部及前额（图 1-8-1）。

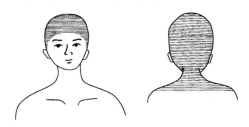

图 1-8-1 头部手术消毒范围

8.6.1.2 颈部手术（图 1-8-2）

8.6.1.2.1 颈前部手术：上至下唇、下至乳头，两侧至斜方肌前缘。

8.6.1.2.2 颈椎手术：上至颅顶、下至两腋窝连线。

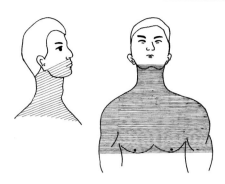

图 1-8-2　颈部手术消毒范围

8.6.1.2.3　锁骨手术：上至颈部上缘，下至上臂上 1/3 处和乳头上缘、两侧过腋中线（图 1-8-3）。

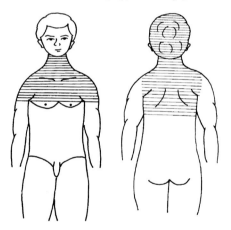

图 1-8-3　锁骨手术消毒范围

8.6.2　胸部手术　食管、肺、心脏、乳腺。

8.6.2.1　侧卧位：食管、肺手术（图 1-8-4）。

前后过正中线，上肩及上臂上 1/3，下过肋缘；包括同侧腋窝。

8.6.2.2　仰卧位：左右过腋中线，上至锁骨及上臂，下过脐平行线（图 1-8-5）。

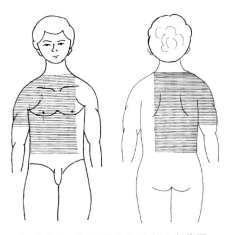

图 1-8-4　胸部侧卧位手术消毒范围

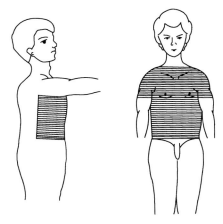

图 1-8-5　胸部仰卧位手术消毒范围

8.6.2.3　乳房手术：前至对侧锁骨中线，后至腋后线、上过锁骨及上臂、下过脐平行线（图 1-8-6）。

8.6.3　腹部手术　胃肠、腹股沟和阴囊手术。

8.6.3.1　上腹部：自乳头至耻骨联合平面，两侧到腋后线（图 1-8-7）。

8.6.3.2　腹股沟和阴囊手术：上到脐平行线、下至大腿上 1/3，两侧至腋中线（图 1-8-8）。

8.6.4 肾部手术 肾。

肾部手术：前后过正中线、上至腋窝、下至腹股沟（图 1-8-9）。

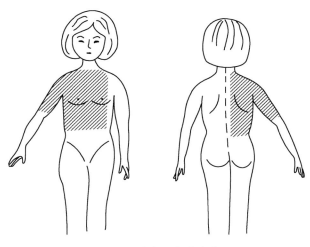

图 1-8-6 乳房手术消毒范围

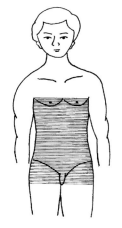

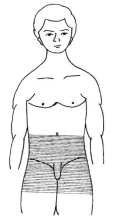

图 1-8-7 腹部手术　　　　图 1-8-8 腹股沟和阴囊
　　消毒范围　　　　　　　　手术消毒范围

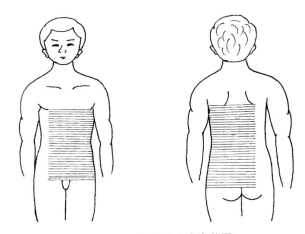

图 1-8-9 肾部手术消毒范围

8.6.5 背部手术 脊柱。

8.6.5.1 胸椎手术：上至肩，下至髂嵴连线，两侧至腋中线（图 1-8-10）。

8.6.5.2 腰椎手术：上至两腋窝连线，下过臀部，两侧至腋中线（图 1-8-11）。

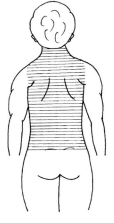
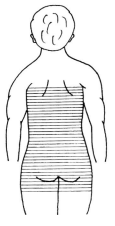

图 1-8-10 胸椎手术　　　图 1-8-11 腰椎手术
　　消毒范围　　　　　　　　消毒范围

8.6.6　四肢手术　四肢、髋关节。

8.6.6.1　四肢手术：手术区周围消毒、上下各超过一个关节（图1-8-12、图1-8-13）。

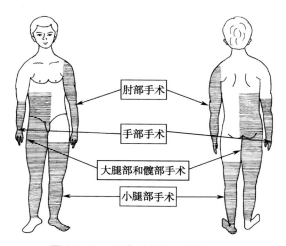

图 1-8-12　四肢手术消毒范围（一）

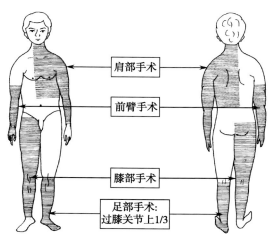

图 1-8-13　四肢手术消毒范围（二）

8.6.6.2　髋关节：前后过正中线、上至剑突，患肢远端至踝关节上方，健肢远端至膝关节（图 1-8-14）。

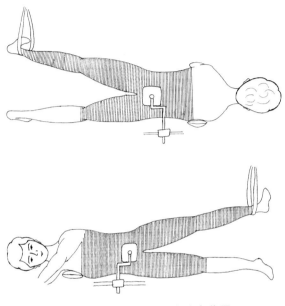

图 1-8-14　髋关节手术消毒范围

8.6.7　会阴手术　子宫、肛肠。

耻骨联合、肛门周围及臀、大腿上 1/3 内侧（图 1-8-15）。

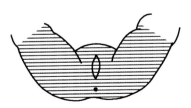

图 1-8-15　会阴手术消毒范围

9 手术铺单

9.1 目的

在手术切口或其他有创操作部位铺置无菌手术单，显露所需的最小皮肤区域，建立无菌屏障，为医护人员临床操作提供指导性建议。

9.2 标准手术铺单（以腹部开放手术为例）

9.2.1 无菌铺单包管理

9.2.1.1 储存环境符合消毒供应中心 WS310.2-2016 要求。

9.2.1.2 放置有序、专人负责、标识清楚。

9.2.2 洗手护士或巡回护士

9.2.2.1 根据所配合手术方式，评估、准备所需无菌铺单包。

9.2.2.2 打开无菌铺单包前检查包装是否有松散、潮湿、破损，检查灭菌标识、灭菌日期和失效日期。打开无菌铺单包后检查包内灭菌指示标识（参照本书"第一篇 无菌技术 6 铺置无菌器械台"）。

9.2.2.3 穿无菌手术衣、戴无菌手套后按铺单顺序放置无菌手术单。

9.2.3 手术医生

9.2.3.1 手术区皮肤消毒后、未穿无菌手术衣前，直接铺置手术区域周围的切口巾（治疗巾或孔巾）。

9.2.3.2 宜站立于手术床右侧或手术患者患侧。

9.3 手术铺单原则（以腹部开放手术为例）

9.3.1 铺单范围

9.3.1.1　既要显露手术切口，又要尽量减少切口周围皮肤的暴露。

9.3.1.2　手术切口巾距离手术切口 2~3cm 以内铺置。

9.3.1.3　手术铺单上方头端覆盖麻醉头架、下方脚端覆盖器械托盘。

9.3.1.4　手术单应悬垂至手术床左右缘 30cm 以上。

9.3.2　操作要点

9.3.2.1　传递手术切口巾时，手术医生未戴无菌手套的手不可触及洗手护士的手。

9.3.2.2　手术医生铺切口巾后，再次进行外科手消毒，穿无菌手术衣、戴无菌手套后与洗手护士铺置其他（它）层次的无菌手术单。

9.3.2.3　洗手护士传递手术单时需手持单角，向内翻转遮住手背，不可暴露在手术单外。

9.3.2.4　打开无菌手术单时不可触及操作者腰以下的无菌手术衣。

9.3.2.5　不可随意移动已铺置的无菌手术单，如需移动只能向切口外移。

9.3.2.6　应遵循先污后洁的原则：先铺相对不洁区（如下腹部、会阴部），最后铺靠近操作者的一侧。

9.3.3　棉布铺单操作要点

9.3.3.1　切口巾（治疗巾或孔巾）：将 4 块治疗巾覆盖切口四周，交角固定。也可一次铺下一块长方孔巾形成无菌区。

9.3.3.2　铺手术单：遵循先头侧后足侧的原则铺置，覆盖麻醉头架及足侧，悬垂至手术床左右床缘 30cm 以上。

9.3.3.3　手术切口周围及器械托盘至少覆盖 4~6 层无菌手术单，其他部位至少 2 层以上。

9.4 注意事项

9.4.1 手术铺单 应遵循无菌技术操作原则。

9.4.2 布类铺单 切口铺单 1/3 折边，确保手术铺单层数；手术切口周围保证 4~6 层覆盖。

9.4.3 在无菌区域中使用到仪器设备，如 C 形臂，需加铺无菌手术单或保护套，使用后撤除。

9.4.4 无菌手术单疑似污染或被液体浸湿时，应及时加盖或更换。

2

第二篇　手术体位

1 概述

1.1 目的

为围术期患者的体位安置提供指导性意见，规范体位护理操作，最大限度避免手术体位损伤。

1.2 适用范围

适用于手术室、心导管室、内镜室、介入室及其他实施有创治疗的部门。

1.3 常见体位

1.3.1 仰卧位 主要包括标准仰卧位、头（颈）后仰卧位、头高脚低仰卧位、头低脚高仰卧位、人字分腿仰卧位。

1.3.2 侧卧位 主要包括标准侧卧位、腰部手术侧卧位、45°侧卧位。

1.3.3 俯卧位 主要包括标准俯卧位、膝胸卧位。

1.3.4 截石位 主要指的是标准截石位。

2 术语

2.1 标准手术体位

标准手术体位（standardized patient position）是由手术医生、麻醉医生、手术室护士共同确认和执行，根据生理学和解剖学知识，选择正确的体位设备和用品，充分显露手术野，确保患者安全与舒适。标准手术体位包括：仰卧位、侧卧位、俯卧位，其他手术体位都在标准体位基础上演变而来。

2.2　体位设备与用品

体位设备与用品（positioning equipment）用于患者体位和（或）最大限度暴露手术野的用物，包括体位设备和体位用品。

2.2.1　体位设备

2.2.1.1　手术床（procedure bed）：是一种在手术室或操作室内使用的、带有相关附属配件、可根据手术需要调节患者体位，以适应各种手术操作的床。

2.2.1.2　手术床配件（procedure bed accessories）：包括各种固定设备、支撑设备及安全带等，如托手板、腿架、各式固定挡板、肩托、头托与及上下肢约束带等。

2.2.2　体位用品　体位垫（positioning pad）是用于保护压力点的一系列不同尺寸、外形的衬垫，如头枕、膝枕、肩垫、胸垫、足跟垫等。

2.3　骨筋膜室综合征

骨筋膜室综合征（osteofascial compartment syndrome）因动脉受压，继而血供进行性减少而导致的一种病理状态。临床表现为肿胀、运动受限、血管损伤和严重疼痛、感觉丧失。

2.4　仰卧位低血压综合征

仰卧位低血压综合征（supine hypotension syndrome）是由于妊娠晚期孕妇在仰卧时，增大的子宫压迫下腔静脉及腹主动脉，下腔静脉受压后导致全身静脉血回流不畅，回心血量减少，心排血量也就随之减少，而出现头晕、恶心、呕吐、胸闷、面色苍白、出冷汗、心跳加快及不同程度血压下降，当改变卧姿（左侧卧位）时，患者腹腔大血管受压减轻，回心血量增加，上述症状即减轻或消失的一组综合征状。

2.5 甲状腺手术体位综合征

甲状腺手术体位综合征（position of thyroid operation syndrome）在颈部极度后仰的情况下，使椎间孔周围韧带变形、内凸而压迫颈神经根及椎动脉，而引起的一系列临床症状：表现为术中不适、烦躁不安，甚至呼吸困难，术后头痛、头晕、恶心、呕吐等症状。

3 手术体位安置原则

3.1 总则

在减少对患者生理功能影响的前提下，充分显露手术野，保护患者隐私。

3.1.1 保持人体正常的生理弯曲及生理轴线，维持各肢体、关节的生理功能体位，防止过度牵拉、扭曲及血管神经损伤。

3.1.2 保持患者呼吸通畅、循环稳定。

3.1.3 注意分散压力，防止局部长时间受压，保护患者皮肤完整性。

3.1.4 正确约束患者，松紧度适宜（以能容纳一指为宜），维持体位稳定，防止术中移位、坠床。

3.2 建议

3.2.1 根据手术类型、手术需求、产品更新的情况，选择适宜的体位设备和用品。

3.2.1.1 选择手术床时应注意手术床承载的人体重量参

数，床垫宜具有防压疮功能。

3.2.1.2　体位用品材料宜耐用、防潮、阻燃、透气性好，便于清洁、消毒。

3.2.2　定期对体位设备和用品进行检查、维修、保养、清洁和消毒，使其保持在正常功能状态。

3.2.3　根据患者和手术准备合适的手术体位设备和用品。

3.2.4　在转运、移动、升降或安置患者体位时宜借助工具，确保患者和工作人员的安全。

3.2.5　在转运和安置体位过程中，应当做好保暖，维护患者的尊严并保护其隐私。

3.2.6　移动或安置体位时，手术团队成员应当相互沟通，确保体位安置正确，各类管路安全，防止坠床。

3.2.7　安置体位时，避免患者身体任何部位直接接触手术床金属部分，以免发生电灼伤；避免将患者裸露的不同部位皮肤之间直接接触，以免发生电灼伤。

3.2.8　患者全麻后应对眼睛实施保护措施，避免术中角膜干燥及损伤。

3.2.9　安置体位后或变换体位后，应对患者身体姿势、组织灌注情况、皮肤完整性和安全带固定位置以及所有衬垫、支撑物的放置情况进行重新评估，并观察原受压部位的情况。

3.2.10　术中应尽量避免手术设备、器械和手术人员对患者造成的外部压力。压疮高风险的患者，对非手术部位，在不影响手术的情况下，至少应当每隔2h调整受压部位一次。

3.2.11　对于高凝状态患者，遵医嘱使用防血栓设备（如弹力袜、弹力绷带或间歇充气设备等）。

4　仰卧位

仰卧位（supine position）是将患者头部放于枕上，两臂置于身体两侧或自然伸开，两腿自然伸直的一种体位。根据手术部位及手术方式的不同摆放各种特殊的仰卧位，包括头（颈）后仰卧位、头高脚低仰卧位、头低脚高仰卧位、人字分腿仰卧位等。特殊仰卧位都是在标准仰卧位的基础上演变而来。

4.1　适用手术

头颈部、颜面部、胸腹部、四肢等手术。

4.2　用物准备

头枕、上下肢约束带。根据评估情况另备肩垫、膝枕、足跟垫等。

4.3　摆放方法（图2-4-1）

4.3.1　头部置头枕并处于中立位置，头枕高度适宜。头和颈椎处于水平中立位置。

4.3.2　上肢掌心朝向身体两侧，肘部微屈用布单固定。远端关节略高于近端关节，有利于上肢肌肉韧带放松和静脉回流。肩关节外展不超过90°，以免损伤臂丛神经。

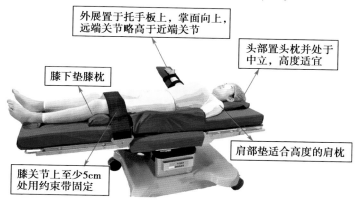

外展置于托手板上，掌面向上，远端关节略高于近端关节

头部置头枕并处于中立，高度适宜

膝下垫膝枕

肩部垫适合高度的肩枕

膝关节上至少5cm处用约束带固定

图2-4-1　仰卧位

4.3.3　膝下宜垫膝枕，足下宜垫足跟垫。

4.3.4　距离膝关节上 5cm 处用约束带固定，松紧适宜，以能容纳一指为宜，防腓总神经损伤。

4.4　注意事项

4.4.1　根据需要在骨突处（枕后、肩胛、骶尾、肘部、足跟等）垫保护垫，以防局部组织受压。

4.4.2　上肢固定不宜过紧，预防骨筋膜室综合征。

4.4.3　防止颈部过度扭曲，牵拉臂丛神经引起损伤。

4.4.4　妊娠晚期孕妇在仰卧时需适当左侧卧，以预防仰卧位低血压综合征的发生。

4.5　特殊仰卧位

4.5.1　头（颈）后仰卧位

4.5.1.1　适用手术：口腔、颈前入路等手术。

4.5.1.2　用物准备：肩垫、颈垫、头枕。

4.5.1.3　摆放方法

方法一：利用体位垫摆放（图 2-4-2）

肩下置肩垫（平肩峰），按需抬高肩部。颈下置颈垫、使头后仰，保持头颈中立位，充分显露手术部位。

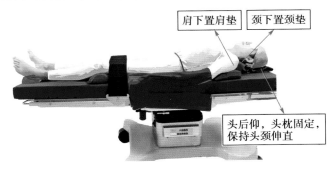

图 2-4-2　头（颈）后仰卧位（方法一）

方法二：利用手术床调节（图 2-4-3）

头部置头枕，先将手术床调至头高脚低位，再按需降低头板形成颈伸位。

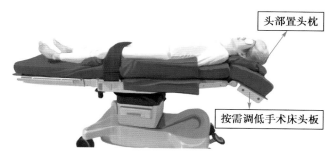

图 2-4-3　头（颈）后仰卧位（方法二）

4.5.1.4　注意事项

4.5.1.4.1　防止颈部过伸，引起甲状腺手术体位综合征。

4.5.1.4.2　注意保护眼睛。

4.5.1.4.3　有颈椎病的患者，应在患者能承受的限度之内摆放体位。

4.5.2　头高脚低仰卧位

4.5.2.1　适用手术：上腹部手术。

4.5.2.2　用物准备：另加脚挡。

4.5.2.3　摆放方法（图 2-4-4）：根据手术部位调节手术床至适宜的倾斜角度，保持手术部位处于高位。

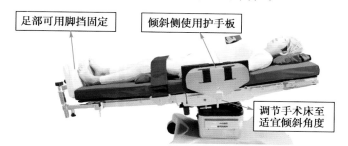

图 2-4-4　头高脚低仰卧位

4.5.2.4　注意事项

4.5.2.4.1　妥善固定患者，防止坠床。

4.5.2.4.2　手术床头高脚低不宜超过30°，防止下肢深静脉血栓的形成。

4.5.3　头低脚高仰卧位

4.5.3.1　适用手术：下腹部手术。

4.5.3.2　用物准备：另加肩挡。

4.5.3.3　摆放方法（图2-4-5）：肩部可用肩挡固定，防止躯体下滑。根据手术部位调节手术床至适宜的倾斜角度。一般头低脚高（约15°~30°），头板调高约15°；左倾或右倾（约15°~20°）。

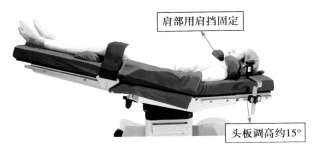

图2-4-5　头低脚高仰卧位

4.5.3.4　注意事项

4.5.3.4.1　评估患者术前视力和心脏功能情况。

4.5.3.4.2　手术床头低脚高一般不超过30°，防止眼部水肿、眼压过高及影响呼吸循环功能。

4.5.3.4.3　肩挡距离颈侧以能侧向放入一手为宜，避免臂丛神经损伤。

4.5.4　人字分腿仰卧位

4.5.4.1　适用手术：单纯人字分腿仰卧位：如：开腹Dixon手术等；头低脚高人字分腿仰卧位：如：腹腔镜下结直肠手术等；头高脚低人字分腿仰卧位：如：腹腔镜下胃、肝脏、脾、胰等器官手术等。

4.5.4.2　用物准备：另加肩挡或脚挡。

4.5.4.3　摆放方法（图2-4-6）：麻醉前让患者移至合适位置，使骶尾部超出手术床背板与腿板折叠处适合位置。调节腿板，使双下肢分开。根据手术部位调节手术床至头低脚高或头高脚低位。

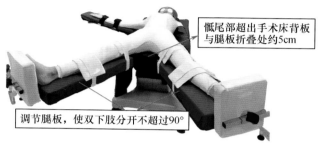

骶尾部超出手术床背板
与腿板折叠处约5cm

调节腿板，使双下肢分开不超过90°

图2-4-6　人字分腿仰卧位

4.5.4.4　注意事项：评估双侧髋关节功能状态，是否实施过髋关节手术。防止腿板折叠处夹伤患者。两腿分开不宜超过90°，以站立一人为宜，避免会阴部组织过度牵拉。

5　侧卧位

侧卧位（lateral position）是将患者向一侧自然侧卧，头部侧向健侧方向，双下肢自然屈曲，前后分开放置，双臂自然向前伸展，患者脊柱处于水平线上，保持生理弯曲的一种手术体位。在此基础上，根据手术部位及手术方式的不同，摆放各种特殊侧卧位。

5.1　适用手术

颞部、肺、食管、侧胸壁、髋关节等部位的手术。

5.2　用物准备

头枕、胸垫、固定挡板、下肢支撑垫、托手板及可调节托手架、上下肢约束带。

5.3　摆放方法（图2-5-1、图2-5-2）

取健侧卧，头下置头枕，高度平下侧肩高，使颈椎处于水平位置。腋下距肩峰10cm处垫胸垫。术侧上肢屈曲呈抱球状置于可调节托手架上，远端关节稍低于近端关节；下侧上肢外展于托手板上，远端关节高于近端关节，共同维持胸廓自然舒展。肩关节外展或上举不超过90°；两肩连线和手术台成90°。腹侧用固定挡板支持耻骨联合，背侧用挡板固定骶尾部或肩胛区（离手术野至少15cm），共同维持患者90°侧卧位。双下肢约45°自然屈曲，前后分开放置，保持两腿呈跑步时姿态屈曲位。两腿间用支撑垫承托上侧下肢。小腿及双上肢用约束带固定。

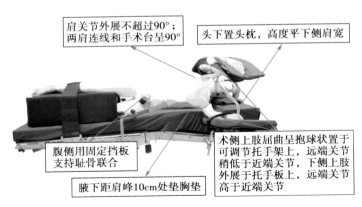

肩关节外展不超过90°；两肩连线和手术台呈90°

头下置头枕，高度平下侧肩宽

腹侧用固定挡板支持耻骨联合

腋下距肩峰10cm处垫胸垫

术侧上肢屈曲呈抱球状置于可调节托手架上，远端关节稍低于近端关节，下侧上肢外展于托手板上，远端关节高于近端关节

图 2-5-1　侧卧位（一）

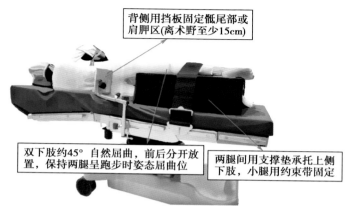

背侧用挡板固定骶尾部或肩胛区(离术野至少15cm)

双下肢约45° 自然屈曲，前后分开放置，保持两腿呈跑步时姿态屈曲位

两腿间用支撑垫承托上侧下肢，小腿用约束带固定

图 2-5-2　侧卧位（二）

5.4　注意事项

5.4.1　注意对患者心肺功能的保护。

5.4.2　注意保护骨突部（肩部、健侧胸部、髋部、膝外侧及踝部等），根据病情及手术时间建议使用抗压软垫及防压疮敷料，预防手术压疮。

5.4.3　标准侧卧位安置后，评估患者脊椎是否在一条水平线上，脊椎生理弯曲是否变形，下侧肢体及腋窝处是否悬空。颅脑手术侧卧位时肩部肌肉牵拉是否过紧。肩带部位应用软垫保护，防止压疮。

5.4.4　防止健侧眼睛、耳廓及男性患者外生殖器受压。避免固定挡板压迫腹股沟，导致下肢缺血或深静脉血栓的形成。

5.4.5　下肢固定带需避开膝外侧，距膝关节上方或下方5cm 处，防止损伤腓总神经。

5.4.6　术中调节手术床时需密切观察，防止体位移位，导致重要器官受压。

5.4.7　髋部手术侧卧位，评估患者胸部及下侧髋部固定的稳定性，避免手术中体位移动，影响术后两侧肢体长度对比。

5.4.8　体位安置完毕及拆除挡板时妥善固定患者，防止坠床。

5.4.9　安置肾脏、输尿管等腰部手术侧卧位时，手术部位对准手术床背板与腿板折叠处，腰下置腰垫，调节手术床呈"∧"形，使患者凹陷的腰区逐渐变平，腰部肌肉拉伸，肾区显露充分。双下肢屈曲约45°错开放置，下侧在前，上侧在后，两腿间垫一大软枕，约束带固定肢体。缝合切口前及时将腰桥复位（图2-5-3、图2-5-4）。

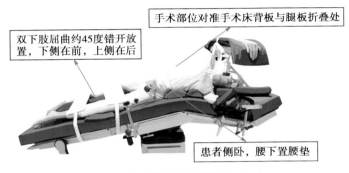

图 2-5-3　腰部手术侧卧位（一）

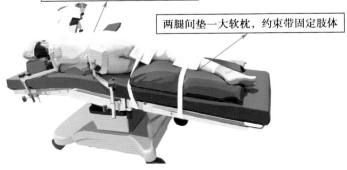

图 2-5-4　腰部手术侧卧位（二）

5.4.10 安置45°侧卧位时，患者仰卧，手术部位下沿手术床纵轴平行垫胸垫，使术侧胸部垫高约45°；健侧手臂外展置于托手板上，术侧手臂用棉垫保护后屈肘呈功能位固定于麻醉头架上；患侧下肢用大软枕支撑，健侧大腿上端用挡板固定。注意患侧上肢必须包好，避免肢体直接接触麻醉头架，导致电烧伤；手指外露以观察血运；保持前臂稍微抬高，避免肘关节过度屈曲或上举，防止损伤桡、尺神经（图2-5-5、图2-5-6）。

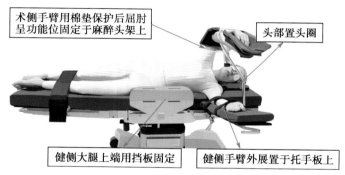

图 2-5-5 45°侧卧位（一）

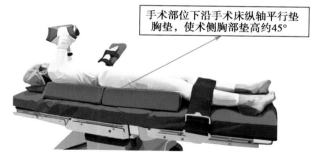

图 2-5-6 45°侧卧位（二）

6 俯卧位

俯卧位（prone position）是患者俯卧于床面、面部朝下、背部朝上、保证胸腹部最大范围不受压、双下肢自然屈曲的手术体位。

6.1　适用手术

头颈部、背部、脊柱后路、盆腔后路、四肢背侧等部位的手术。

6.2　用物准备

根据手术部位、种类以及患者情况准备不同类型和形状的体位用具。如：俯卧位支架或弓形体位架或俯卧位体位垫、外科头托、头架、托手架、腿架、会阴保护垫、约束带、各种贴膜等。

6.3　摆放方法（图2-6-1、图2-6-2）

6.3.1　根据手术方式和患者体型，选择适宜的体位支撑用物，并置于手术床上相应位置。

6.3.2　麻醉成功，各项准备工作完成后，由医护人员共同配合，采用轴线翻身法将患者安置于俯卧位支撑用物上，妥善约束，避免坠床。

6.3.3　检查头面部，根据患者脸形调整头部支撑物的宽度，将头部置于头托上，保持颈椎呈中立位，维持人体正常的生理弯曲；选择前额、两颊及下颌作为支撑点，避免压迫眼部眶上神经、眶上动脉、眼球、颧骨、鼻及口唇等。

6.3.4　将前胸、肋骨两侧、髂前上棘、耻骨联合作为支撑点，胸腹部悬空，避免受压，避开腋窝。保护男性患者会阴部以及女性患者乳房部。

6.3.5　将双腿置于腿架或软枕上，保持功能位，避免双膝部悬空，给予体位垫保护，双下肢略分开，足踝部垫软枕，踝关节自然弯曲，足尖自然下垂，约束带置于膝关节上 5cm 处。

6.3.6　将双上肢沿关节生理旋转方向，自然向前放于头部两侧或置于托手架上，高度适中，避免指端下垂，用约束带固定。肘关节处垫防压疮体位垫，避免尺神经损伤；或根据手术需要双上肢自然紧靠身体两侧，掌心向内，用布巾包裹固定。

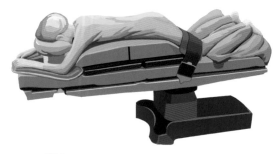

图 2-6-1　胸段手术俯卧位体位摆放

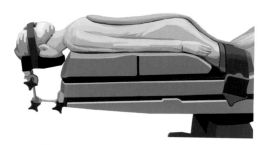

图 2-6-2　颈椎手术俯卧位体位摆放

6.4　注意事项

6.4.1　轴线翻身时需要至少四名医护人员配合完成，步调一致。麻醉医生位于患者头部，负责保护头颈部及气管导管；一名手术医生位于患者转运床一侧，负责翻转患者；另一名手术医生位于患者手术床一侧，负责接住被翻转患者；巡回护士位于患者足部，负责翻转患者双下肢。

6.4.2 眼部保护时应确保双眼眼睑闭合，避免角膜损伤，受压部位避开眼眶、眼球。

6.4.3 患者头部摆放合适后，应处于中立位，避免颈部过伸或过屈；下颌部支撑应避开口唇部，并防止舌外伸后造成舌损伤，头面部支撑应避开两侧颧骨。

6.4.4 摆放双上肢时，应遵循远端关节低于近端关节的原则；约束腿部时应避开腘窝部。

6.4.5 妥善固定各类管道，粘贴心电监护电极片的位置应避开俯卧时的受压部位。

6.4.6 摆放体位后，应逐一检查各受压部位及各重要器官，尽量分散各部位承受的压力，并妥善固定。

6.4.7 术中应定时检查患者眼睛、面部等受压部位情况，检查气管插管的位置，各管道是否通畅。

6.4.8 若术中唤醒或体位发生变化时，应检查体位有无改变，支撑物有无移动，并按上述要求重新检查患者体位保护及受压情况。

6.4.9 肛门、直肠手术时，双腿分别置于左右腿板上，腿下垫体位垫，双腿分开，中间以可站一人为宜，角度小于90°。

6.4.10 枕部入路手术、后颅凹手术可选用专用头架固定头部，各关节固定牢靠，避免松动（图2-6-3）。

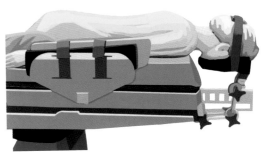

图2-6-3 后颅凹及脊髓手术俯卧位体位摆放

7 截石位

截石位（lithotomy position）是患者仰卧，双腿放置于腿架上，臀部移至床边，最大限度的暴露会阴部，多用于肛肠手术和妇科手术。

7.1 适用手术

适用于会阴部及腹会阴联合手术。

7.2 用物准备

体位垫，约束带，截石位腿架、托手板等。

7.3 摆放方法（图2-7-1）

7.3.1 患者取仰卧位，在近髋关节平面放置截石位腿架。

7.3.2 如果手臂需外展，同仰卧位。用约束带固定下肢。

7.3.3 放下手术床腿板，必要时，臀部下方垫体位垫，以减轻局部压迫，同时臀部也得到相应抬高，便于手术操作。双下肢外展<90°，大腿前屈的角度应根据手术需要而改变。

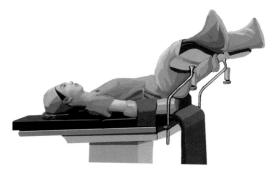

图2-7-1 截石位

7.3.4 当需要头低脚高位时，可加用肩托，以防止患者向头端滑动。

7.4 注意事项

7.4.1 腿架托住小腿及膝部，必要时腘窝处垫体位垫，防止损伤腘窝血管、神经及腓肠肌。

7.4.2 手术中防止重力压迫膝部。

7.4.3 手术结束复位时，双下肢应单独、慢慢放下，并通知麻醉师，防止因回心血量减少，引起低血压。

8 膝胸卧位

膝胸卧位（genucubital position）是患者两腿稍微分开，胸部、膝部和小腿面贴于床，大腿垂直于床，腹部于床面间自然形成空间的一种体位。适用于肛门、直肠、乙状结肠镜检查及治疗，也常用于妇产科矫正胎位不正或子宫后倾及促进产后子宫复原。

8.1 适用手术

适用于肛门、直肠、乙状结肠镜检查及治疗。

8.2 用物准备

体位垫。

8.3 摆放方法（图 2-8-1）

患者跪卧，两小腿平放于手术床上，稍分开，大腿和床面垂直，胸贴床面，腹部悬空，臀部抬起，头转向一侧，两臂屈肘，放于头的两侧。

8.4 注意事项

因膝胸卧位重心高、稳定性差，注意保护，防止坠床。

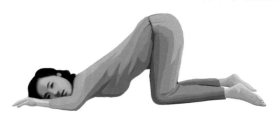

图 2-8-1　膝胸卧位

3

第三篇　电外科安全

1 概述

1.1 目的

规范单极电刀、双极电凝、超声刀、能量平台四种电外科能量设备的操作规程，指导手术室护士正确评估、使用、维护电外科设备，减少操作过程中的安全隐患，最大限度地确保术中患者及医护人员安全。

1.2 适用范围

该指南适用于各种不同的医疗环境，包括住院部手术室、日间手术室、诊室、心导管室、内镜室、放射科等实施创伤性诊疗的区域。

2 术语

2.1 电外科

电外科（electrosurgery）是应用于外科手术室的一种高频电流手术系统，电外科集高频电刀、大血管闭合系统、超声刀、氩气刀、LEEP 刀、内镜电切刀等众多外科高频电流手术设备于一体，并且通过计算机来控制手术过程中的切割深度和凝血速度，达到止血和凝血的效果。

2.2 单极电刀

单极电刀（monopolar electrotome）是在一个回路中利用频率大于 200kHz 的高频电流作用于人体所产生的热能和放电对

组织进行切割、止血的电外科设备（图 3-2-1）。

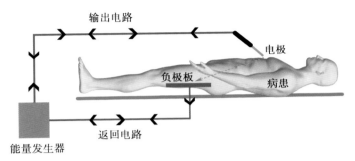

图 3-2-1 高频电刀工作原理

2.3 双极电凝

双极电凝（bipolar electrotome）是一种高频电流发生器，在双极电凝器械与组织接触良好的情况下，电流在双极镊的两极之间所产生的热能，对人体组织进行电凝止血（图 3-2-2）。

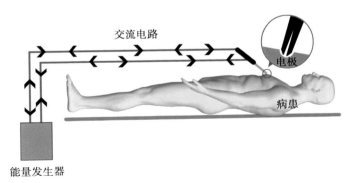

图 3-2-2 双极电凝工作原理

2.4 超声刀

超声刀（ultrasonic scalpel）是一个能产生超声能量和机械振动的发生器，通过超声频率发生器作用于金属探头（刀头），以 55.5kHz 的频率通过刀头进行机械振荡（50~100μm），将电能转变成机械能，继而使组织内液体汽化、蛋白质氢链断裂、细胞崩解、蛋白质凝固、血管闭合，达到切开、凝血的效果（图 3-2-3）。

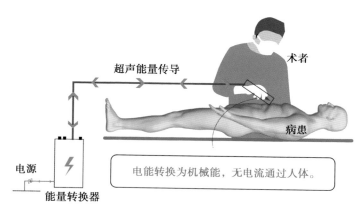

图 3-2-3 超声刀工作原理

2.5 能量平台

能量平台（force triad）是电外科操作平台之一，应用实时反馈和智能主机技术，输出高频电能结合血管钳口压力，使人体组织的胶原蛋白和纤维蛋白溶解变性，血管壁熔合形成透明带，从而产生永久性管腔闭合达到止血目的。具有电外科单双极切割、凝血、组织闭合的功能（图 3-2-4）。

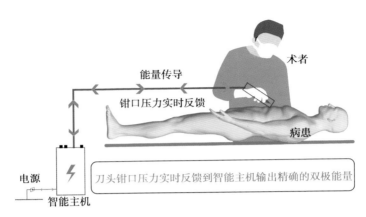

图 3-2-4　能量平台工作原理

2.6　回路负极板

回路负极板（return electrode）在电外科手术中与高频电刀主机配套使用，可为电外科电流提供安全的返回路径。回路负极板的使用能有效降低电流密度，增加散热，分散电流，防止热损伤。

2.7　耦合效应

耦合效应（coupling effect）是指两个或两个以上的电路原件或电网络的输入与输出之间存在紧密配合与相互影响，并通过相互作用从一侧向另一侧传输能量的现象。在电外科应用中表现为工作电缆（电刀笔或电钩）向相邻近（靠近）的电缆或金属器械传输能量的现象。

3　单极电刀

3.1　评估

3.1.1　环境　避免潜在的富氧环境（口咽部、肠梗阻手术等），同时避免可燃、易燃消毒液在手术野集聚或浸湿布类敷料，床单位保持干燥。

3.1.2　患者

3.1.2.1　评估患者体重、皮肤　如体型肥胖消瘦、皮肤温度、完整性、干燥程度、毛发、文身等。

3.1.2.2　佩戴金属饰品情况　如戒指、项链、耳环、义齿等。

3.1.2.3　体内各类医疗设备及其他植入物：如永久性心脏起搏器、植入式机械泵、植入式耳蜗、助听器、齿科器具、内置式心脏复律除颤器（ICD）、骨科金属内固定器材等。

3.1.2.4　患者身体与导电金属物品接触情况：如手术床、器械托盘等，避免直接接触。

3.1.3　设备

3.1.3.1　检查主机功能状态，调节的模式、参数符合手术需求，禁止使用破损、断裂、有缺损的附件。

3.1.3.2　评估回路负极板及其粘贴部位与手术切口的距离。

3.1.3.3　评估电刀笔、腔镜电凝器械、电刀连接导线绝缘层的完整性。

3.2　操作要点

3.2.1　准备高频电刀和电刀连线，将连接线端口插入高频电刀相应插口。

3.2.2　按照生产厂家的使用说明开机自检。

3.2.3　连接电刀回路负极板并选择患者合适的部位粘贴。

3.2.4　根据手术类型和使用的电刀笔，选择合适的输出模式及最低有效输出功率。电刀功率选择的原则为达到效果的情况下，尽量降低输出功率。

3.2.5　将高频电刀笔与主机相连，电刀连线固定时不能与其他导线盘绕，防止发生耦合效应；电刀笔不使用时将其置于绝缘的保护套内；为避免设备漏电或短路，勿将电线缠绕在金属物品上；有地线装置者应妥善连接。

3.2.6　利用手控或脚控方式测试电刀笔输出功率。

3.2.7　及时清除电刀笔上的焦痂；发现电刀头功能不良应及时更换。

3.2.8　手术结束，将输出功率调至最低后，关闭主机电源，再拔出单极电刀连线，揭除回路负极板，拔出电源线。

3.2.9　术毕，使用登记，清洁整理电刀设备。

3.3　观察要点

3.3.1　观察设备运转情况。

3.3.2　观察操作者规范操作。

3.3.3　观察回路负极板粘贴处皮肤有无热损伤或电灼伤。

3.4　回路负极板使用

3.4.1　严格遵从生产厂家提供的使用说明：若使用通用电外科手术设备，应配备回路负极板接触质量监测仪或电外科设备本身配有的自检功能。

3.4.2　选择合适的回路负极板

3.4.2.1　宜选用高质量带双箔回路的软质回路负极板，

一次性回路负极板严禁复用、禁止裁剪、重叠。

3.4.2.2 根据患者体型、重量选择大小合适的回路负极板，成人和儿童、婴儿、新生儿均有专用回路负极板。禁止裁剪负极板，且要求负极板黏性强并容易撕脱。

3.4.2.3 对于烧伤、新生儿等无法粘贴回路负极板及有金属植入物等患者宜选择双极电凝、电容式回路板垫或超声刀。

3.4.2.4 使用前检查其有效期、完整性、有无瑕疵、变色、附着物以及干燥程度；过期、损坏或水基凝胶变干的回路负极板禁止使用；回路负极板不得叠放，打开包装后宜立即使用。

3.4.3 粘贴部位 选择易于观察、肌肉血管丰富、皮肤清洁、干燥的区域（毛发丰富的区域不易粘贴）。靠近手术切口部位，距离手术切口>15cm；距离心电图电极>15cm，避免电流环路中近距离通过心电图电极和心脏。

3.4.4 回路负极板粘贴与揭除 粘贴前先清洁和干燥粘贴部位皮肤，以减少阻抗，防止液体渗入。粘贴时，将回路负极板的长边与高频电流流向垂直（回路负极板粘贴方向与身体纵轴垂直），并与皮肤粘贴紧密。术毕，一手按住并绷紧皮肤，另一手从边缘沿皮纹方向缓慢地将负极板整片水平自患者身体上揭除，揭除后观察并清洁局部皮肤，并做好记录。

3.4.5 报警提示 使用过程中若出现报警，应及时停止使用，检查回路负极板是否移位、脱落、粘贴是否均匀和牢固，必要时关机更换或重新粘贴。

3.5 注意事项

3.5.1 安装心脏起搏器或有金属植入物的患者使用见本篇"体内植入物患者的电外科设备安全使用"。

3.5.2 每次使用单极电刀时，原则上应避免长时间连续操作，因回路负极板不能及时分散电流，易致皮肤灼伤。

3.5.3 输出功率大小应根据切割或凝固组织类型进行选择，以满足手术效果为宜，应从小到大逐渐调试。

3.5.4 使用含酒精的消毒液消毒皮肤时，应避免消毒液积聚于手术床，消毒后应待酒精挥发后再启用单极电刀，以免因电火花遇易燃液体而致患者皮肤烧伤。气道内手术使用电刀或电凝时应防止气道烧伤。肠道手术禁忌使用甘露醇灌肠，肠梗阻的患者慎用电刀。

3.5.5 电刀笔连线不能缠绕金属物体，会导致漏电的发生，引发意外。

3.5.6 使用前务必检查报警设置，确保应将工作提示音调到工作人员清晰听到的音量。部分回路板（如电容式回路板）自动屏蔽报警，使用时需严密监测。

3.5.7 负极板尽量靠近手术切口部位（但不小于15cm），避免越过身体的交叉线路，以便使电流通过的路径最短。

3.5.8 避免异位烫伤的发生，严禁皮肤与皮肤直接接触，皮肤至皮肤的接触点使用绝缘物隔开。

3.5.9 确保腔镜手术带电凝功能的器械绝缘层完好，防止漏电发生，损伤邻近脏器。可重复使用带电器械应建立使用监测系统，采用专业检测设备进行绝缘性检测，对其使用次数、绝缘性检测、灭菌情况进行追溯，实现闭环管理。

3.5.10 腔镜手术不得使用导电套上装有非导电锁定器的混合套管针。手术通道应使用全金属或全塑料系统，不得让电能通过混合系统。防止射频电流的电容耦合可能会引起意外烧伤（如：腹壁烧伤）。当腔镜器械与其他器械接触时不能启动电极，否则可能会造成组织意外损伤。

3.5.11 设备应定期检测及保养。

4 双极电凝

4.1 评估

根据手术需求设定双极电凝参数，选择适合的双极电凝器械，确保功能状态良好。

4.2 操作要点

4.2.1 准备高频电刀设备及双极电凝线。

4.2.2 连接电源和脚控开关，将脚控开关放于术者脚下（若有手控功能，也可选择手控模式），开机自检。

4.2.3 选择双极电凝模式，并根据手术部位及医生需求选择合适的输出功率。

4.2.4 连接双极电凝线。

4.2.5 使用过程中应及时去除双极镊或钳上的焦痂。

4.2.6 关闭主机电源，拔出双极电凝线和电源线。

4.2.7 术毕，使用登记，清洁整理电刀设备。

4.3 观察要点

术前检查设备的功能状态，评估双极电凝操作是否规范，双极电凝线插入位置是否正确，功率选择是否合适。

4.4 注意事项

4.4.1 根据手术部位和组织性质选用适合的电凝器械和输出功率。

4.4.2 双极电凝使用时应用生理盐水间断冲洗或滴注，保持组织湿润、无张力及术野清洁，避免高温影响电凝周围的重要组织和结构，减少组织焦痂与双极镊或钳的黏附。

4.4.3　推荐使用间断电凝，每次电凝时间约 0.5s，可重复多次，直至达到电凝效果，避免电凝过度。

4.4.4　双极电凝器械或镊尖的保护　电凝时，用湿纱布或专业无损伤布及时擦除双极电凝器械或镊的焦痂，不可用锐器刮除，以免损伤头端或镊尖的合金材质。双极电凝器械操作时应动作轻柔，在固定双极镊尖时，两尖端保持一定距离，避免互相接触而形成电流短路或外力导致镊尖对合不良，影响电凝效果。双极电凝器械清洁后应在头端或镊尖套上保护套。

4.4.5　设备维护保养　注意双极电凝器械品牌与主机兼容性，脚踏控制板在使用前应套上防水保护套，便于清洁，避免电路故障或短路。

5　体内植入物患者的电外科设备安全使用

5.1　起搏器

5.1.1　术前应由心内科医生评估患者起搏器情况，参考厂家说明，给予指导意见。

5.1.2　遵医嘱并根据患者对起搏器的依赖程度选择关闭起搏器或者强制启动模式。

5.1.3　建议使用双极模式。

5.1.4　必须使用单极模式时，回路负极板粘贴应尽量靠近工作电极，避免回路电流通过心脏及起搏器。

5.1.5　采用最低的有效功率设置和较短的激发时间。

5.1.6　电外科设备的导线应尽量远离起搏器，避免产生电磁效应干扰起搏器。

5.1.7　加强监护，严密观察患者心率、节律等变化。

5.2　内置式心脏复律除颤器（implantable cardioverter defibrillator，ICD）

5.2.1　术前应由心内科医生评估 ICD 情况，在允许的情况下，使用电外科设备前关闭 ICD。

5.2.2　进行连续的 ECG 及外周脉搏监测，除颤仪处于备用状态。

5.2.3　建议使用双极模式。

5.2.4　必须使用单极模式时，回路负极板粘贴应尽量靠近工作电极，避免回路电流通过心脏及 ICD。

5.2.5　采用较低的有效功率设置和较短的激发时间。

5.2.6　电外科设备的导线应尽量远离 ICD，避免产生电磁效应干扰 ICD。

5.3　人工耳蜗植入物

5.3.1　对配有耳蜗植入器的患者实施头颈部手术时，不宜选用单极模式。

5.3.2　选用双极模式

5.3.2.1　严禁双极电极接触植入物。

5.3.2.2　如耳蜗植入器未配有耳蜗外参照电极，可以使用双极模式。

5.3.2.3　如耳蜗植入器配有耳蜗外参照电极，选择双极模式时，工作电极必须离开耳蜗外参照电极 10cm 以上。

5.4　助听器

5.4.1　高频泄漏电流可能会干扰助听器使用，严重者可能会损坏助听器。

5.4.2　电外科手术中患者不应佩戴助听器，术前予以去除。

5.5　体内金属植入物

5.5.1　建议使用双极模式。

5.5.2　采用较低的有效功率设置和较短的激发时间。

5.5.3　使用单极模式时，回路负极板粘贴应远离植入物并尽量靠近工作电极，避免回路电流通过金属植入物。

5.6　齿科器具

5.6.1　选用双极模式。

5.6.2　使用单极模式时，用硅胶或橡胶牙套覆盖矫治器。

5.6.3　电极避免与金属齿科器具直接接触。

5.6.4　如手术部位靠近齿科器具，需移开腭部扩张器。

5.7　金属饰品

5.7.1　手术前去除金属饰品。

5.7.2　当饰品无法去除时，用纱布完整包裹饰品并固定，隔离饰品与皮肤接触面。

5.7.3　禁止用电极直接接触饰品，防止残余热量传导引起烫伤。

5.8　文身

5.8.1　用于文身的颜料，尤其是红色含有金属物质，会成为导电体或导热体，应绝对避免将回路负极板粘贴在文身处。

5.8.2　避免工作电极直接接触文身处皮肤。

6 超声刀

6.1 评估

使用前检查设备功能状态，根据组织类型、血管的粗细选择合适的超声器械和输出功率。

6.2 操作要点

6.2.1 连接电源和脚踏。

6.2.2 按照生产厂家说明安装超声刀头。

6.2.3 将手柄线与主机相连，并固定。

6.2.4 开机自检，并调节默认功率。

6.2.5 术中清洗超声刀刀头 将刀头张开完全浸没于无菌蒸馏水中，利用脚控或手控开关启动超声刀清洁刀头，避免与容器边缘接触。如有焦痂难以清洗时，应用生理盐水纱布轻轻擦拭刀头，避免用力过猛损坏刀头。

6.2.6 按照生产厂家说明卸除超声刀刀头。

6.2.7 关闭电源开关，拔出手柄线接口，拔出电源。

6.2.8 清洁整理超声刀设备并做好使用登记。

6.3 观察要点

超声刀使用是否规范；超声刀头是否完整，避免松动。

6.4 注意事项

6.4.1 严格按照生产厂家说明使用，选择合适的配件规范安装。

6.4.2 超声刀报警 超声刀开机自检出现故障时主机屏幕

将显示故障代码，需请专职设备技术人员及时维修或更换部件；使用中同时踩到两个脚踏开关，主机会有报警，但没有故障代码显示；超声刀持续工作时间过长、温度过高时，主机会自动报警，应将超声刀头浸泡于无菌蒸馏水中，待刀头降温后再使用。

6.4.3　超声刀使用禁忌　超声刀工作时禁用手触摸，并避免长时间连续过载操作；不能闭合刀头空踩脚踏板或用超声刀头夹持金属物品及骨组织；由于超声刀闭合管腔是永久性闭合，需确认闭合的组织类型是否适合。

6.4.4　超声刀维护和保养　超声刀头应轻拿轻放，避免重压、不要碰撞硬物或落地。使用后，手柄头及时套回保护帽，手柄线用湿布擦拭干净，不宜用水冲洗，并顺其弧度保持15～20cm直径线圈盘绕存放。血液、体液隔离或特殊感染患者，应用含氯消毒液或酸化水擦拭消毒或按特殊感染患者术后处理方式处理。清洗时避免撞击或用力抛掷。手柄线须根据生产厂家说明选择适宜的灭菌方法或使用一次性无菌保护套以达到无菌要求。

7　能量平台

7.1　评估

使用前检查设备功能状态，根据手术类型选择合适的闭合钳和输出功率。

7.2　操作要点

7.2.1　连接电源和脚踏。

7.2.2　将闭合器手柄线与主机插口相连。

7.2.3　开机自检，并调节有效功率。

7.2.4　医生应参照厂家说明书规范操作。

7.2.5　使用时，保持钳口部分清洁，出现焦痂凝集，应及时进行擦拭。

7.2.6　关闭电源开关，拔出手柄线接口，拔出电源。

7.2.7　整理设备并做好使用登记。

7.3　观察要点

能量平台使用是否规范，闭合器钳口是否完整，避免缺失松动。

7.4　注意事项

7.4.1　按照生产厂家说明规范安装，正确使用。

7.4.2　用于术中组织切割、凝血时，血管、淋巴管及组织束的闭合直径≤7mm。

7.4.3　从穿刺器中取出器械时应闭合钳口，停止激发。

7.4.4　不应过度用力将组织挤入钳口底端。

7.4.5　确定钳口完全闭合后再激发，激发时避免牵拉组织。

7.4.6　不宜在同一部位重复闭合，若需再次闭合，需重叠于前次闭合的1/3处。

7.4.7　如有报警时应及时排除故障或停止使用。

7.5　维护和保养

7.5.1　闭合器刀头应轻拿轻放，避免重压、碰撞硬物或落地。

7.5.2　清洁刀头时，先用酶浸泡钳口端，再用软毛刷刷洗干净。不可用力过大以免损坏闭合面的咬合，出现咬合面破裂缺失，禁止使用。

7.5.3　包装时手柄线应保持15~20cm直径线圈盘绕。

7.5.4　清洗、消毒、包装、灭菌应按照WS310-2016。

7.5.5　定期由专业人员完成设备检测。

4

第四篇　手术隔离技术

1 概述

1.1 目的

明确手术中的无菌操作原则、手术隔离原则，为手术室护士在护理操作过程中提供统一规范的指导建议，防止或减少手术部位的病原微生物的感染、播散以及肿瘤的转移和种植，为患者提供更加安全、可靠的手术保障。

1.2 适用范围

1.2.1 无菌操作技术 适用于所有有创操作的全过程。

1.2.2 手术隔离技术

1.2.2.1 适用于所有消化道、呼吸道、泌尿生殖道等空腔脏器手术的全过程。

1.2.2.2 适用于恶性肿瘤手术的全过程。

2 术语

2.1 手术隔离技术

手术隔离技术（the operation isolation technique）指在无菌操作原则的基础上，外科手术过程中采取的一系列隔离措施，将肿瘤细胞、种植细胞、污染源、感染源等与正常组织隔离，以防止或减少肿瘤细胞、种植细胞、污染源、感染源的脱落、种植和播散的技术。手术隔离技术是中华护理学会手术室护理专业委员会结合国际相关内容、学科特点首次提出的专业术语。

2.2　无菌区域

无菌区域（sterile area）指经过灭菌处理，而未被污染的区域范围。

2.3　隔离区域

隔离区域（isolation area）是指在外科手术时，凡接触空腔脏器、肿瘤组织、内膜异位组织和感染组织等的器械、敷料均视为污染，这些被污染的器械和敷料所放置的区域即为隔离区域。

2.4　"烟囱"效应

"烟囱"效应（the chimney effect）即从具有通畅的流通空间，空气（包括烟气）靠密度差的作用，从具有通畅的流通空间，沿着通道很快进行扩散或排出的现象，即为"烟囱"效应。

2.5　子宫内膜异位症

子宫内膜异位症（endometriosis，EMs）是指具有活性的子宫内膜组织（腺体和间质）出现在子宫体以外的部位，是育龄女性常见病及多发病，虽呈良性病变，但具有类似恶性肿瘤的种植、侵蚀及远处转移能力。

2.6　腹壁切口子宫内膜异位症

腹壁切口子宫内膜异位症（abdominal wall endometriosis，AWE）是盆腔外 EMs 的特殊类型，主要见于剖宫产术后，是剖宫产术的远期并发症之一。国外最近报道发病率可达 0.8%。

AWE 发病机制目前尚未完全阐明，为大众所认同的病因是"子宫内膜种植学说"，是医源性传播，即手术操作时将子宫内膜腺体及其间质细胞种植于腹壁切口，异位种植的子宫内膜随卵巢激素的变化而发生周期性出血，产生局部炎性反应并有局部新生血管形成，导致内膜细胞不断增殖，周围纤维组织增生，最终形成异位病灶。

2.7 空腔脏器

空腔脏器（hollow organ）是相对实体脏器而言，是指管腔状，或脏器内部含有大量空间的脏器，如消化系统的胃、肠、胆囊、阑尾，泌尿系统的膀胱，生殖系统的子宫等。

2.8 空腔脏器手术

空腔脏器手术（hollow organ surgery）是指食管、肺、胃、胆囊、肠道、子宫、膀胱等部位的手术。因为这些脏器大都离体表较深，内部含有大量的空间或者通过狭小的通道和外界相通，所以常规的手术前准备不能进行有效的消毒，这就使空腔内部物质成为无菌手术污染的来源。

2.9 手术部位感染

手术部位感染（surgical site infection，SSI）指外科手术部位感染分为切口浅部组织感染、切口深部组织感染、器官/腔隙感染。

2.10 创伤

创伤（trauma）主要是指机械力作用于人体所造成的损伤，它可以按伤口是否开放、致伤部位、致伤因子等方面进行分类。

2.11　清创术

清创术（debridement）是指伤后早期充分清除坏死或失去生机的组织、血块、异物等有害物质，控制伤口出血，尽可能将已污染的伤口变为清洁伤口，争取为伤口早期愈合创造良好的局部条件。

2.12　外科感染

外科感染（surgical infection）是指需要外科治疗的感染，包括创伤、手术、烧伤等并发症的感染。

2.13　清洗伤口

清洗伤口（clean the wound）指去掉覆盖伤口的敷料，用3%过氧化氢溶液冲洗伤口，再用无菌生理盐水冲洗干净，除去伤口内的污血、血凝块和异物。

2.14　清理伤口

清理伤口（clean up the wound）指在麻醉状态下消毒皮肤，铺盖灭菌手术巾；切除伤口周围不整皮缘，清除血凝块和异物，切除失活组织和止血。

2.15　同期手术

同期手术（homochronous operation）即两种或两种以上术式同时进行、一次完成的手术。如不同切口级别 I 类（清洁）切口与非 I 类（清洁-污染）切口的手术同期进行，肿瘤合并非肿瘤手术同期进行等。同期手术是外科治疗的一种选择，应严格把握患者的适应证及禁忌证。

2.16　Ⅰ类（清洁）切口

Ⅰ类（清洁）切口（clean incision）指手术未进入感染炎症区，未进入呼吸道、消化道、泌尿生殖道及口咽部位，如颅脑、视觉器官、四肢躯干及不切开空腔脏器的胸、腹部手术切口，以及闭合性创伤手术符合上述条件者。

2.17　Ⅱ类（清洁-污染）切口

Ⅱ类（清洁-污染）切口（clean-pollution incision）指手术进入呼吸道、消化道、泌尿生殖道及口咽部位，但不伴有明显污染。例如无感染且顺利完成的胆道、胃肠道、阴道、口咽部手术。

2.18　Ⅲ类（污染）切口

Ⅲ类（污染）切口（pollution incision）指手术进入急性炎症但未化脓区域；开放性创伤手术；胃肠道内容有明显溢出污染；术中有明显污染者，如开胸心脏按压。

2.19　Ⅳ类（污秽-感染）切口

Ⅳ类（污秽-感染）切口（pollution-infection incision）指有失活组织的陈旧创伤手术；已有临床感染或脏器穿孔的手术，如各个系统或部位的脓肿切开引流，化脓性腹膜炎等手术切口均属此类。

3　手术隔离技术

3.1　手术无菌操作原则

3.1.1　明确无菌概念、建立无菌区域　分清无菌区、相对无菌区、相对污染区的概念。无菌区内无菌物品都必须是灭菌合格的，无菌操作台边缘平面以上属无菌区，无菌操作台边缘以下的桌单不可触及也不可再上提使用。任何无菌操作台或容器的边缘，以及手术台上穿着无菌手术衣者的背部、腰部以下和肩部均视为相对无菌区，取用无菌物品时不可触及以上部位。若无菌包破损、潮湿、可疑污染时均视为污染。

3.1.2　保持无菌物品的无菌状态　手术中若手套破损或接触到污染物品，应立即更换无菌手套；无菌区的铺单若被浸湿，应加盖无菌巾或更换无菌单；严禁跨越无菌区；若有或疑似被污染应按污染处理。

3.1.3　保护皮肤、保护切口　皮肤消毒后贴皮肤保护膜，保护切口不被污染。切开皮肤和皮下脂肪层后，边缘应以盐水纱布垫遮盖并固定或条件允许者建议使用切口保护套，显露手术切口。凡与皮肤接触的刀片和器械不应再用，延长切口或缝合前再次消毒皮肤；手术中途因故暂停时，切口应使用无菌巾覆盖。

3.1.4　正确传递物品和调换位置（详见第一篇 7 手术器械、敷料传递）。

3.1.5　减少空气污染，保持洁净效果　手术间门随时保持关闭状态；控制人员数量、减少人员流动、保持手术间安静；手术床应在净化手术间的手术区域内，回风口无遮挡。

3.2 手术隔离技术

3.2.1 建立隔离区域 明确有瘤、污染、感染、种植概念；在无菌区域建立明确隔离区域；隔离器械、敷料放置在隔离区域分清使用、不得混淆。

3.2.2 隔离前操作 切口至器械台加铺无菌巾，以保护切口周围及器械台面，隔离结束后撤除。

3.2.3 隔离操作

3.2.3.1 隔离开始：明确进行肿瘤组织切开时；胃肠道、呼吸道、宫腔、阴道、食管、肝胆胰、泌尿道等手术穿透空腔脏器时；以及组织修复，器官移植手术开始时即为隔离开始。

3.2.3.2 隔离操作要求（建议遵循以下原则）

3.2.3.2.1 被污染的器械、敷料应放在隔离区域内，注意避免污染其他物品，禁止再使用于正常组织。

3.2.3.2.2 切除部位断端应用纱布垫保护，避免污染周围。

3.2.3.2.3 术中吸引应保持通畅，随时吸除外流内容物，吸引器头不可污染其他部位，根据需要及时更换吸引器头。

3.2.3.2.4 擦拭器械的湿纱布垫只能用于擦拭隔离器械。

3.2.3.2.5 洗手护士的手不得直接接触污染隔离"源"（隔离器械、隔离区域、隔离组织）。

3.2.3.2.6 预防切口种植或污染的措施即取出标本建议用取物袋，防止标本与切口接触，取下的标本放入专用容器。

3.2.4 隔离后操作（建议按照以下操作步骤）

3.2.4.1 即撤：立即撤下隔离区内的物品，包括擦拭器械的湿纱布垫。

3.2.4.2 冲洗：用未被污染的容器盛装冲洗液彻底清洗手术野。

3.2.4.3　更换：被污染的无菌手套、器械、敷料等。

3.2.4.4　重置无菌区：切口周围加盖无菌单。

4　常见隔离手术

4.1　恶性肿瘤手术

4.2　妇科手术

4.3　空腔脏器手术

4.4　创伤手术

4.5　同期手术

4.6　移植手术

4.7　内镜手术

5　恶性肿瘤手术

5.1　目的

5.1.1　防止肿瘤细胞沿血道、淋巴道扩散。

5.1.2　防止肿瘤细胞的创面种植。

5.2　隔离手术范围

所有恶性或可疑恶性肿瘤的穿刺、活检、部分或全部切除手术的全过程。

5.3　操作要点

遵循本篇中3.2手术隔离技术。

5.3.1　手术切口的保护

5.3.1.1　保护皮肤：粘贴切口薄膜，动作轻柔，尽量平整，避免出现小气泡；或者选择干纱布垫保护，并用巾钳固定。

5.3.1.2　保护皮下组织：使用盐水纱布垫保护皮下组织后用牵开器固定并充分暴露术野，确保手术切口的安全。或根据手术切口大小选择合适的一次性切口保护器进行切口保护。

5.3.1.3　手术体腔探查：若发现肿瘤破溃，应保护肿瘤区域。探查结束后，操作者更换手套后再进行手术。

5.3.2　手术器械敷料管理

5.3.2.1　建立"肿瘤隔离区域"，以便分清有瘤区和无瘤区，分别放置被污染与未被污染器械和敷料。

5.3.2.2　准备专用"隔离盘"并有明显标志，用于放置肿瘤标本和直接接触肿瘤的手术器械。

5.3.2.3　接触过肿瘤的器械和敷料放在隔离区域使用，不可重复使用。不得放置到非隔离区域，禁止再使用于正常组织，使用后的敷料等采用单独器械夹取。

5.3.3　肿瘤的切除

5.3.3.1　隔离肿瘤：破溃肿瘤设法应用纱布、手套、取瘤袋等方法进行隔离或应用肿瘤表面封闭等技术进行生物制剂隔离。

5.3.3.2　整块切除：将肿瘤完整进行切除和取出，禁止将肿瘤分段切除。

5.3.3.3　轻柔操作：手术人员应尽量避免挤压瘤体，尽量实施锐性分离，少用钝性分离避免肿瘤细胞沿血液，淋巴管扩散。

5.3.3.4　充分止血：尽量使用电刀切割组织，减少出血机会，切断肿瘤细胞血行转移途径。

5.3.3.5　分组操作："互不侵犯"即涉及组织修复等手术，需要多组人员同时操作时，区分有瘤器械与无瘤器械、有瘤操作与无瘤操作人员，各组人员和器械不能相互混淆。

5.3.3.6　肿瘤取出：取出肿瘤标本应使用取物袋，避免肿瘤直接接触切口。

5.3.3.7　标本的放置：放于指定的容器，置于有瘤区，不可用手直接接触。

5.3.4　术中冲洗液的使用

5.3.4.1　使用未被污染的容器盛装冲洗液冲洗术野。

5.3.4.2　冲洗后不建议用纱布垫擦拭，以免肿瘤细胞种植。

5.3.5　术后器械管理参照 WS 310—2016 医院消毒供应中心。

6　妇科手术

6.1　目的

6.1.1　防止子宫内膜残留至切口，造成医源性种植。

6.1.2　防止宫腔及阴道内容物污染体腔及切口。

6.2 范围

妇科、产科的腹部及会阴手术。

6.3 操作程序

6.3.1 常见手术 剖宫产术、子宫切除术、子宫切开术、子宫肌瘤剔除术、会阴切开术、腹腔镜检查术、人工流产术等。

6.3.2 手术用物 切口保护器、手术器械、敷料、冲洗液。

6.3.3 设备 高频电刀、超声刀等。

6.3.4 隔离原则

6.3.4.1 术中严格按照无菌隔离技术进行，防止蜕膜组织和子宫内膜间质成分散落在手术区域。

6.3.4.2 减少不必要的宫腔操作，以免将有活性的蜕膜组织种植到切口处。

6.3.5 操作要点

6.3.5.1 切口保护：涉及可能暴露宫腔的手术时，切开腹壁后用切口保护器或纱布保护好切口创面；若行剖宫产手术，子宫切口四周术野应用纱垫保护，尽量避免宫腔内血液或羊水污染切口。

6.3.5.2 冲洗液管理：关闭腹腔及缝合腹壁切口前需用冲洗液冲洗，切口周围加铺无菌巾，防止腹壁切口子宫内膜异位症。

6.3.5.3 敷料管理：术中宫腔操作所用敷料必须一次性使用丢弃，不能再用于其他部位。

6.3.5.4 器械管理：接触子宫内膜或胎膜、胎盘的器械应放于固定位置，避免污染其他器械及用物；行子宫相关手术时，缝合子宫肌层如有穿透子宫内膜，需执行无菌隔离技术，缝合子宫的缝线不应再用于缝合腹壁各层。

6.3.5.5 人工流产术：应注意控制宫腔负压，避免在将吸管突然拔出时，内膜碎片、宫腔血液被过高负压吸入到腹腔内。

6.3.5.6 宫腔镜手术：需防止冲洗液流入腹腔。

7 空腔脏器手术

7.1 操作程序

7.1.1 手术体腔探查 探查前在手术切口周围用纱布垫或切口保护套保护，应避免内容物流出，污染手术切口。

7.1.2 切开空腔脏器（或感染病灶）前 应先用纱布垫或切口保护套保护周围组织。备好蘸有消毒液的纱布或棉球（消毒断端）、吸引器（以免脏器内容物流出污染体腔及切口）。

7.1.3 切除空腔脏器（遵循本篇3.2部分内容）

7.2 注意事项

若为肠梗阻（肠内管腔内可能存在易燃性气体），在切开肠管时，不能使用电外科设备，避免引起意外伤害。

8 创伤手术

8.1 注意事项

8.1.1 体腔探查时，合理使用纱布垫或切口保护套，避免感染扩散污染周围组织。

8.1.2　若为开放性创伤手术，应先进行清洗去污（包括：清洗皮肤、清洗伤口），再进行伤口清理探查。

8.1.3　准备两份手术器械，一份用作清洗去污，另一份用作伤口清理探查。

8.1.4　清理探查过程，怀疑被污染的器械、敷料禁止再使用。

8.1.5　清洗去污用的器械、敷料及从伤口上清理下来的敷料，应在治疗手术开台前移出手术间。

9　同期手术

9.1　注意事项

患者评估：区分Ⅰ类切口与非Ⅰ类切口。

9.1.1　Ⅰ类切口合并非Ⅰ类切口手术　应遵循无菌技术原则，避免交叉感染。原则Ⅰ类切口手术在前，非Ⅰ类切口手术在后。

9.1.2　特殊手术　需要先做非Ⅰ类切口手术再做Ⅰ类切口手术时，应重新更换手术敷料及器械。

9.2　操作要点

9.2.1　分清Ⅰ类切口与非Ⅰ类切口区域，严格区分清洁切口区、污染切口区，区分无菌器械和污染器械。

9.2.2　物品不得交叉使用，凡接触污染切口手术的物品均视为污染，不能再用于清洁切口的手术操作，避免交叉感染。需及时更换手套、加盖无菌单。

9.2.3　凡接触有腔脏器，如胃肠、食管、肺、胰、肝胆等器官物品的器械均视为污染，这些被污染的物品及器械，不能再用于无菌部位的手术操作。规范使用冲洗液。

9.2.4　注意肿瘤合并非肿瘤同期手术的手术隔离技术（详见本篇 5 恶性肿瘤手术相关内容）。

9.2.5　手术器械台管理　严格执行消毒隔离制度和无菌技术操作规程。分别铺设 2 个无菌器械台，手术部位器械需独立摆放。建议使用 2 个器械托盘。

10　移植手术

10.1　严格执行无菌操作

感染是移植手术最常见、最致命的并发症，因此，移植组人员应做到器械物品准备齐全，术中配合默契，尽量缩短供体器官的缺血时间及手术时间，减少感染机会；术中一切操作都应严格执行无菌操作，器械物品严格灭菌；移植手术应安排在百级层流净化手术间，并严格控制室内人员数量及流动。

10.2　供体器官的保护

0~4℃低温灌注与低温保存，即器官经预冷的灌洗液（如 UW 液、HTK 液或 Celsior 液）快速灌洗并获取后，将器官与保存液一并放入双层无菌器官袋内，夹层置入无菌盐水冰屑，依次分别扎紧每层袋口，并置于无菌容器内，将其放入低温保温箱转运，全程维持 0~4℃，严格保持无菌。修剪、移植过程中冰屑低温保护器官，严防污染、滑落。无菌盐水冰屑制作过程严格执行无菌操作，防止污染。

10.3 皮肤保护

做好术前评估，合理使用体位垫对尾骶部、足跟部等受压部位进行保护；保持患者皮肤干燥，督促术者正确使用切口保护设备，避免冲洗液、体液浸湿皮肤；因移植过程中器官局部需保持低温，术中大量使用冰屑及冰盐水，复温时大量使用 38~42℃热盐水，切口周围无菌巾易潮湿造成污染，若潮湿后应立即加盖无菌巾，保持台上干燥整洁，干燥的无菌单具有隔离作用。

10.4 综合性体温保护技术

术中低体温能削弱巨噬细胞氧化杀伤力，加之血管收缩导致组织氧含量减少，易造成术后切口感染，因此，手术中应采取综合性体温保护技术，室温设置为 22~25℃，通过调节水毯、充气式加温仪等措施维持患者体温在 36℃以上。术前 20min 将手术床铺好保温水毯，调节温度 38~39℃，使用充气式加温仪维持患者体温；器官移植时大量使用冰屑及长时间脏器暴露导致体温下降迅速，应调高加温设备温度至 40~41℃；开放后继续维持患者体温。同时术中持续监测食管温度，术中输注的液体和血制品应采用加温设备。

10.5 手术隔离技术

器官移植术中及术后大剂量免疫抑制剂的应用，加快了肿瘤细胞的生长，因此，最大限度地去除肿瘤细胞显得尤为关键。若受体原发病为肿瘤者应遵循本篇 5.3 恶性肿瘤手术隔离技术操作原则，且不使用自体血回输。

11　内镜下肿瘤手术

11.1　遵循本篇3.2手术隔离技术

11.2　遵循无菌操作原则

11.3　遵循隔离技术器械敷料使用原则

11.3.1　吸引器管道通畅，及时吸出渗液和渗血，减少脱落肿瘤细胞污染的机会。

11.3.2　先放气再拔穿刺套管　撤去CO_2气腹，应打开套管阀门使CO_2逸出排净后方可拔除套管，避免"烟囱"效应造成穿刺针道肿瘤种植转移（PSM）。

11.3.3　预防切口种植的措施

11.3.3.1　将穿刺套管固定，防止套管意外脱落和漏气，避免造成"烟囱"效应。

11.3.3.2　小切口手术使用切口保护器，使切口与瘤体隔离，同时防止接触肿瘤的器械上下移动，造成切口种植。

11.3.3.3　取出标本必须用取瘤袋，防止瘤体与切口接触，对于微小的标本如淋巴结等取出时也应采取隔离措施。

11.3.4　CO_2气腹的管理　尽量缩短CO_2气腹持续时间，术中调节气腹压力≤14mmHg，流量<5L/min。建议采用有气体加温功能的气腹机，降低肿瘤细胞的雾化状态，减少肿瘤种植。

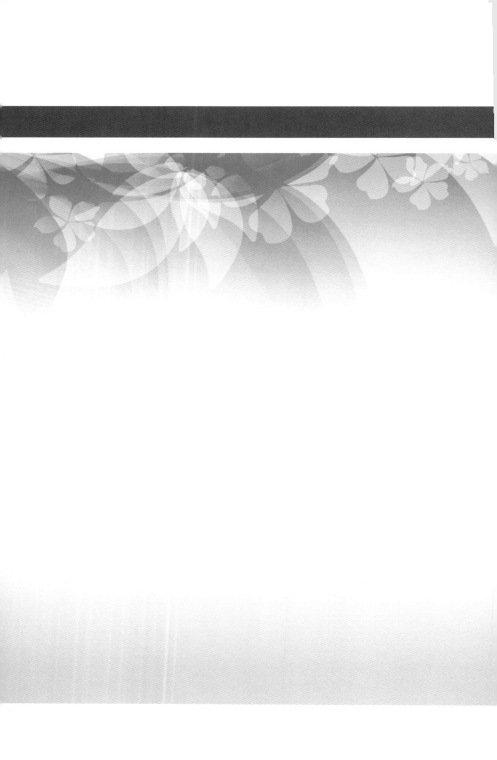

5

第五篇　患者安全管理

1 概述

1.1 目的

为手术室护士提供手术患者安全管理的指导原则及意见，以减少不良事件发生，保障患者安全。

1.2 适用范围

手术室、门诊手术室、介入导管室、内镜检查室和可能实施手术的其他侵入性操作的所有区域。

2 术语

2.1 体核温度

体核温度（core temperature）指人体内部—胸腹腔和中枢神经的温度，因受到神经、内分泌系统的精细调节，通常比较稳定。一般不超过 37℃±0.5℃。核心体温可在肺动脉、鼓膜、食管远端、鼻咽部、膀胱和直肠测得。

2.2 正常体温

正常体温（normal body temperature）指临床上常用口腔、直肠、腋窝等处的温度代表体温。不同部位的正常体温有所不同，腋温为 36.0～37.0℃；口腔温度为 36.3～37.2℃；肛温为 36.5～37.7℃。

2.3　低体温

低体温（hypothermia）指核心体温<36.0℃即定义为低体温。是最常见的手术综合并发症之一。

2.4　室温

室温（indoor temperature）指手术间的直接环境温度，通常在21~25℃。

2.5　强制空气加热

强制空气加热（forced-air warming）指利用对流加热学方法，用可控的方式将暖流空气分配到患者肌肤，如充气式加温仪，是一项常见的皮肤表面加温方法。

2.6　手术患者转运

手术患者转运（patient transport）指患者术前从病房、急诊室、监护室（Intensive Care Unit，ICU）等区域到手术室及术后从手术室到麻醉复苏室（Post Anesthesia Care Unit，PACU）、病房、监护室的整个过程。组成要素包括：患者、转运人员、转运设备。

2.7　手术患者交接

手术患者交接（patient handover）指因手术患者发生转运，医务人员对手术患者情况的交接过程。

2.8　非计划性拔管

非计划性拔管（unplanned extubation，UEX）指插管意外

脱落或未经医护人员同意，患者将插管拔除，也包括医护人员操作不当所致拔管。

2.9　输血

输血（blood transfusion）指将血液制剂通过静脉输注给患者的一种治疗方法。

2.10　术中输血

术中输血（intraoperative blood transfusion）指于患者手术过程中将血液制剂通过静脉输注给患者的一种治疗方法。

2.11　血液制剂

血液制剂（blood produce）指经严格体检合格的献血者的血液与保存液形成的制剂。

2.12　全血

全血（whole blood，WB）指血液的全部成分，包括血细胞和血浆中的所有成分。将血液采入含有保存液的血袋中，不做任何加工，即为全血。

2.13　成分输血

成分输血（component blood transfusion）指血液由不同血细胞和血浆组成。将供者血液的不同成分应用科学方法分开，依据患者病情的实际需要，分别输注相关血液成分，称为成分输血。

2.14　自体输血

自体输血（autologous blood transfusion）指采集或收集患

者自体的血液或血液成分，经适当的保存或处理后回输给患者本人，以满足手术或紧急情况时需要的一种临床输血治疗技术。目前常用的自体输血有贮存式自体输血、稀释式自体输血和回收式自体输血三种方式。

2.14.1　贮存式自体输血（preoperative autologous blood donation，PABD）　指在手术前预先采集患者的自身血液（全血或血液成分）予以保存，以备手术失血较多时使用的一种临床输血治疗技术。

2.14.2　稀释式自体输血（hemodilutional autotransfusion，HAT）　又称急性正常血容量血液稀释，是指在患者麻醉后手术前为患者采血并短暂储存，同时输注胶体液及晶体液维持正常血容量，手术过程中利用稀释血液进行循环，术后或术中回输存储的自体血液的一种临床输血治疗技术。

2.14.3　回收式自体输血（salvaged blood autotransfusion，SBA）　指用血液回收装置，将患者体腔积血、手术失血及术后引流血液进行回收、抗凝、滤过、洗涤等处理，再回输给患者的一种临床输血治疗技术。

2.15　输血不良反应

输血不良反应（blood transfusion adverse response）指在输血过程中或输血后，受血者发生了用原来疾病不能解释的新的症状或体征，发生率约10%。

2.15.1　发热性非溶血性输血反应（febrile non-hemolytic transfusion reaction）　指通常受血者在输全血或输血液成分期间，一般在输血开始15min至2h，或输血后1~2h内，体温升高1℃或以上，并排除其他可以导致体温升高的原因后，即可诊断。

2.15.2　过敏性输血反应（allergic transfusion reaction）包括单纯性荨麻疹、血管神经性水肿，喉头水肿，严重者出现呼吸障碍、休克甚至死亡。

2.15.3 溶血性输血反应（hemolytic transfusion reaction）指由于免疫的或非免疫的原因，使输入的红细胞在受血者体内发生异常破坏而引起的输血不良反应。

2.16 大量输血

大量输血（massive transfusion）指 12～24h 内快速输入相当于受血者本身全部血容量或更多的血液，常见于快速失血超过机体代偿机制所致的失血性/低血容量性休克、外伤、肝移植等。除了输入红细胞外，患者往往还输入了其他类型的血液制品。对婴儿的血液置换也被认为是大量输血。

2.17 加压输血

加压输血指如果术中输血不具备建立更多通道或已建立的通道输液、输血速度不能满足抢救需要时，可以进行加压输血，但应采用专门设计的加压输血器或血泵。

2.18 加温输血

加温输血指冷藏血不可随意加温，若确需对血液进行加温，只能使用专用加温装置。

2.19 无血外科手术

无血外科手术（bloodless surgery）概念是 20 世纪 70 年代提出的，它是一种赋有一定理念的外科医学技术。无血手术是为了避免输血，在围术期所采取的一系列对策和措施，最大限度减少血液丢失，在不输血情况下保证手术安全。

2.20　手术标本

手术标本指从患者身体可疑病变部位取出的组织（可采用钳取、穿刺吸取等方法）、手术切除的组织或与患者疾病有关的物品（如结石、异物），并需进行病理学检测，以便明确病变性质、获得病理诊断。

2.21　活体组织标本检查

活体组织标本检查指对所有活体组织标本进行病理诊断的方式。

2.22　术中冰冻标本检查

术中冰冻标本检查指通过冰冻切片的方法，在短时间内（30min）做出初步病理诊断的方式。主要用于手术中的快速诊断参考，为临床手术治疗提供及时的依据。

2.23　标本处理者

标本处理者指对送检手术标本进行核对、固定等操作的责任人，应为有资质的医护人员，包括手术医生、手术室护士。

2.24　火灾

火灾指在时间和空间上失去控制的燃烧所造成的灾害。火灾发生的三个基本要素为：起火源、助燃剂、燃料。起火源包括电路、大功率加热设备、电外科设备、激光等。助燃剂包括氧气和氧化亚氮等。燃料包括酒精或含酒精的消毒剂、敷料等。

2.25 手术室火灾

手术室火灾指手术部（室）内发生的火灾，常见原因有人员的不安全行为、物品的不安全状态及设备故障。

2.26 燃烧

燃烧指可燃物与氧化剂作用发生的放热反应，通常伴有火焰，发光和（或）发烟的现象。

2.27 灭火

灭火即以人为的方式隔离或终止燃烧所需的三种要素中的任何一种，即可终止反应。如切断燃烧源、人为降温或人为隔绝空气都是灭火的有效方式。

2.28 消防设施

消防设施指火灾自动报警系统、自动灭火系统、消火栓系统、防烟排烟系统以及应急广播和应急照明、安全疏散设施等。

2.29 灭火剂

灭火剂指能够有效地在燃烧区破坏燃烧条件，达到抑制燃烧或中止燃烧的物质。

2.30 消防产品

消防产品指专门用于火灾预防、灭火救援和火灾防护、避难、逃生的产品。

2.31　静脉血栓栓塞症

静脉血栓栓塞症（venous Thrombo-Embolism，VTE）指血液在静脉腔内不正常的凝结，使血管完全或不完全阻塞，属静脉回流障碍性疾病。包括：深静脉血栓（deep vein thrombosis，DVT）、肺动脉栓塞（pulmonary embolism，PE）。

2.32　深静脉血栓

深静脉血栓（DVT）指血流在深静脉内不正常的凝结形成血凝块，阻塞静脉管腔，导致静脉回流障碍，是临床常见的周围血管疾病。通常好发于下肢，也可发生于上肢等其他部位。

2.33　间歇式充气压力装置

间歇式充气压力装置（intermittent pneumatic compression，IPC）将充气带固定于脚踝至大腿处，通过加压泵在充气腿套中反复充、放气，在脚踝、小腿和大腿处施加压力，以模仿骨骼肌以波浪形泵血的形式加强腿部深静脉的血液流动，促进血液回流，防止凝血因子因血流缓慢而聚集黏附血管壁，达到预防 DVT 的目的。

2.34　手术患者意外伤害

手术患者意外伤害是指因意外导致手术患者身体受到伤害的事件。意外是指外来的、突发的、非本意的、非疾病的患者身体受到伤害的客观事件。

2.35　坠床

坠床是指患者从手术床或运输工具上意外坠落。

2.36 跌倒

跌倒是指患者在手术室或转运途中意外倒于地面或比初始位置更低的平面。

2.37 低温烫伤

低温烫伤指患者皮肤长时间接触高于体温的物体表面而造成的烫伤。

2.38 灼伤

灼伤指由于热力或化学物质作用于身体,引起局部组织损伤。

2.39 冻伤

冻伤指由于寒冷、潮湿、化学物质作用等低温因素,造成局部和(或)全身组织的损伤。

2.40 医疗器械相关性损伤

医疗器械相关性损伤指用于手术治疗或诊断的医疗器械持续压迫局部皮肤、黏膜、组织、器官等导致的局限性损伤。

2.41 医用粘胶相关皮肤损伤

医用粘胶相关皮肤损伤(medical adhensive related skin injury)是指在移除医用粘胶后,局部出现的持续30min甚至更长时间的红疹和(或)其他皮肤异常,包括但不限于水疱、大疱、糜烂或撕脱等。

2.42　烧伤

烧伤一般指由于热力如沸液（水、油、汤）、炽热金属（液体或固体）、火焰、蒸汽和高温气体等所致的体表组织损害。严重者可伤及皮下组织、肌肉、骨骼、关节、神经、血管、甚至内脏。

3　术中低体温预防

3.1　目的

为手术室护士提供手术患者体温护理管理的实践指导原则，以维持患者正常体温，防止围术期（尤其是术中）低体温的发生。该指导原则针对计划外低体温的预防，计划内或治疗性低体温不在该指南范围内。

3.2　导致低体温的原因

3.2.1　麻醉药物导致的体温调节障碍：麻醉药抑制血管收缩，抑制了机体对温度改变的调节反应，患者只能通过自主防御反应调节温度的变化，核心体温变动范围约在4℃以内。

3.2.2　手术操作导致的固有热量流失：长时间手术，使患者体腔与冷环境接触时间延长，机体辐射散热增加。

3.2.3　手术间的低温环境。

3.2.4　静脉输注未加温的液体、血制品。

3.2.5　手术中使用未加温的冲洗液。

3.2.6　其他：术前禁饮禁食、皮肤消毒、患者紧张等因素的影响。

3.2.7 新生儿、婴儿、严重创伤、大面积烧伤、虚弱、老年患者等为发生低体温的高危人群。

3.3 低体温对机体的影响

3.3.1 手术部位感染风险 降低机体免疫功能，引起外周血管收缩致血流量减少，从而增加外科手术部位感染的风险，导致住院时间延长。

3.3.2 心血管系统并发症 如室性心律失常、房室传导阻滞、血压下降，严重时可引起室颤、心搏骤停等。

3.3.3 对于创伤患者，低体温与死亡发生率的升高相关。

3.3.4 凝血功能 使患者机体循环血流减慢，血小板数量和功能减弱，凝血物质的活性降低，抑制凝血功能，增加手术出血量。

3.3.5 改变药物代谢周期 增加肌肉松弛药的作用时间，延长麻醉后苏醒时间。

3.3.6 导致患者寒战，耗氧量增加。

3.3.7 中枢神经系统 降低中枢神经系统的氧耗和氧需，减少脑血流量，降低颅内压，核心温度在 33℃ 以上不影响脑功能，28℃ 以下意识丧失。

3.3.8 内分泌系统 抑制胰岛素分泌，甲状腺素和促甲状腺素分泌增加，肾上腺素、多巴胺等儿茶酚胺水平随低温而增加，麻醉中易发生高血糖。

3.3.9 其他 低温可使肾血流量下降，pH 升高以及呼吸减慢等。

3.4 预防措施

3.4.1 设定适宜的环境温度 应维持在 21~25℃。根据手术不同时段及时调节温度。

3.4.2　注意覆盖，尽可能减少皮肤暴露。

3.4.3　使用加温设备，可采用充气式加温仪等加温设备。

3.4.4　用于静脉输注及体腔冲洗的液体宜给予加温至 37℃。

3.4.5　高危患者（婴儿、新生儿、严重创伤、大面积烧伤患者等）除采取上述保温措施外还需要额外预防措施防止计划外低体温，如可在手术开始前适当调高室温，设定个性化的室温。

3.5　注意事项

3.5.1　应采用综合保温措施。

3.5.2　在使用加温冲洗液前需再次确认温度。

3.5.3　应使用安全的加温设备，并按照生产商的书面说明书进行操作，尽量减少对患者造成可能的损伤。

3.5.4　装有加温后液体的静脉输液袋或灌洗瓶不应用于患者皮肤取暖。

3.5.5　使用加温毯时，软管末端空气温度极高，容易造成患者热损伤。不能在没有加温毯的情况下直接加温或使用中软管与加温毯分离。

3.5.6　加温后的静脉输液袋或灌洗瓶的保存时间应遵循静脉输液原则及产品使用说明。

3.5.7　对使用电外科设备需要粘贴负极板时，应注意观察负极板局部温度，防止负极板局部过热性状改变对患者皮肤造成影响。

3.5.8　使用加温设备需做好病情观察及交接班工作。

3.5.9　加强护士培训，掌握预防低体温及加温设备使用的相关知识。

4 手术患者转运交接

4.1 目的

为手术患者转运和交接提供指导性意见，明确手术患者转运的适应证、禁忌证、转运必备用品、方法及交接注意事项，以减少不良事件发生，保障患者安全。

4.2 手术患者转运交接原则

4.2.1 转运人员应为有资质的医院工作人员。

4.2.2 转运交接过程中应确保患者身份正确。

4.2.3 转运前应确认患者的病情适合且能耐受转运。

4.2.4 转运前应确认转运需要携带的医疗设备及物品，并确认功能完好。

4.2.5 转运中应确保患者安全、固定稳妥，转运人员应在患者头侧，如有坡道应保持头部处于高位。注意患者的身体不可伸出轮椅或推车外，避免推车速度过快、转弯过急，以防意外伤害。并注意隐私保护和保暖。

4.2.6 交接过程中应明确交接内容及职责，并按《手术患者交接单》记录。

4.3 手术患者的转运交接

4.3.1 手术患者入手术室的转运交接

4.3.1.1 转运前，手术室巡回护士确认手术患者信息，并通知病房。病房护士应确认手术患者的术前准备已完成。转运人员应与病房护士共同确认患者信息，交接需带入手术室的物品。

4.3.1.2　患者进入术前准备室或手术间，护士应确认手术患者信息及携带物品，并记录。

4.3.2　手术患者出手术室的转运交接

离开手术室前，护士应确认管路通畅、妥善固定及携带物品，准确填写《手术患者交接单》。根据患者去向准备转运用物。通知接收科室及患者家属。

4.4　转运交接注意事项

4.4.1　应至少同时使用两种及以上的方法确认患者身份，确保患者正确。

4.4.2　确保手术患者安全

4.4.2.1　根据手术患者病情，确定转运人员、适宜时间、目的地、医疗设备、药物及物品等。

4.4.2.2　防止意外伤害的发生，如坠床、非计划性拔管、肢体挤压等。

4.4.2.3　转运前确保输注液体的剩余量可维持至目的地。

4.4.3　交接双方应共同确认患者信息、病情和携带用物无误后签字，完成交接。

4.4.4　转运设备应保持清洁，定期维护保养。转运被单应一人一换。

4.4.5　特殊感染手术患者转运应遵循《医疗机构消毒技术规范》WS/T367—2012 做好各项防护。

4.4.6　做好突发应急预案的相应措施。如突遇设备意外故障、电梯故障，备好相应的急救用物和紧急呼叫措施。

5 术中输血护理操作

5.1 目的

5.1.1 维持血容量 补给血量，维持血容量，提高血压以抗休克和防止出血性休克。

5.1.2 纠正红细胞减少 可供给具有携氧能力的红细胞以纠正因红细胞减少或其携氧能力降低所导致的急性缺氧血症。

5.1.3 纠正凝血功能 补充各种凝血因子以纠正患者的凝血功能障碍。

5.2 操作要点

5.2.1 取血流程

5.2.1.1 医护人员凭取血单，携带取血专用箱到输血科（血库）取血。

5.2.1.2 取血与发血的双方必须共同查对患者姓名、性别、病案号、门急诊/病室、床号、血型有效期及配血试验结果，以及保存血的外观（检查血袋有无破损渗漏，血液颜色、形态是否正常）等，核对准确无误后，双方共同签字后方可发出。

5.2.2 输血流程

5.2.2.1 取回的血液制剂应由麻醉医生和巡回护士核对，首先，双方确认取回的血液制剂是否为此手术间患者的血液制剂，然后，参照5.2.1.2核对相关信息。

5.2.2.2 输血前再次由麻醉医生和巡回护士共同核对（核对内容参照5.2.1.2），准确无误后方可输血。

5.2.2.3　输血时应使用符合标准的输血器进行输血。

5.2.2.4　输血前后用静脉注射生理盐水冲洗输血管道。

5.2.2.5　术中输血应遵循先慢后快的原则，但同时根据病情和年龄遵医嘱调节输血速度。婴幼儿患者输血宜采用注射泵输注。

5.2.2.6　静脉通道观察：保持血液输注通畅，防止输血管道扭曲、受压；当出现针头脱落、移位或阻塞时应及时处理。

5.2.2.7　严密观察受血者有无输血不良反应，如出现异常情况应及时处理。

5.2.2.8　输血完毕后，医护人员应对血液输注进行记录和签字，并将输血记录单（交叉配血报告单）放在病历中。将空血袋低温保存24h。

5.3　注意事项

5.3.1　严禁一名医护人员同时为两名患者取血。输血时必须实施两人核查流程。

5.3.2　血液制品不应加热，不应随意加入其他药物。血小板输注前应保持振荡，取出即用。

5.3.3　全血、成分血和其他血液制剂应从血库取出后30min内输注，4h内输完。

5.3.4　用于输注全血、成分血或生物制剂的输血器宜4h更换一次。手术中输入不同组交叉配血的血制品，应更换输血器。

5.3.5　术中大量输血时，建议使用输血输液加温仪，确保输血安全。

5.3.6　术中加压输血时，要确保输血通道的通畅，避免压力过大破坏血液的有形成分。

5.3.7 使用输血加温仪或加压仪器时，遵照使用仪器设备使用说明。

5.4 常见术中输血不良反应及护理措施

5.4.1 不良反应 发热性非溶血性输血反应、过敏性输血反应、溶血性输血反应。

5.4.2 护理措施

5.4.2.1 发生输血反应，立即告知医生，停止输血，更换输血器，用静脉注射生理盐水维持静脉通路。

5.4.2.2 准备好检查、治疗和抢救的物品，做好相应记录。

5.4.2.3 遵医嘱给予药物治疗及配合抢救。

5.4.2.4 加强体温管理，采取适当的保温措施。

5.4.2.5 低温保存余血及输血器，并上报输血科及相关部门。

5.5 自体输血

自体输血属于无血手术方法之一，主要有三种方法：贮存式自体输血、稀释式自体输血、回收式自体输血。目前回收式自体输血是术中应用最简单、最广泛的自身输血方式。

5.5.1 回收式自体输血的适应证

5.5.1.1 心胸血管外科：手术野污染最少，且全身施行了抗凝疗法，是稀释式和回收式自身输血最好的适应证。如风湿性瓣膜病、动脉瘤、先天性心脏病、冠心病等。

5.5.1.2 矫形外科：如脊椎侧弯矫正术、椎体融合术、髋关节置换术；整形外科的大面积植皮等。

5.5.1.3　创伤外科：严重创伤的大量失血。

5.5.1.4　妇产科：如异位妊娠破裂等。

5.5.1.5　器官移植手术。

5.5.1.6　特殊宗教信仰人群：如耶和华见证会教友。

5.5.2　回收式自体输血禁忌证

5.5.2.1　血液离体时间超过6h。

5.5.2.2　怀疑流出的血液被细菌、粪便、羊水或毒液污染。

5.5.2.3　怀疑流出的血液含有癌细胞。

5.5.2.4　流出的血液严重溶血。

5.5.3　回收式自体输血的操作要点

5.5.3.1　血液回收前准备：术前提前准备好设备、耗材和相关药品。

5.5.3.2　检查血液回收机，安装一次性耗材。

5.5.3.3　按血液回收机的要求准备血液抗凝剂，如 ACD 或肝素。

5.5.3.4　将 Y 形吸引管一端置于手术野并与吸引头连接，吸引管剩下的一端与抗凝剂袋连接，无菌空袋与引流瓶连接，引流瓶与负压吸引器连接。

5.5.3.5　回收的血液达到一定量后将血液转至无菌空袋，按洗涤红细胞制备操作对回收的血液进行洗涤并浓缩。

5.5.3.6　需要输注时按输血常规进行输注。

5.5.3.7　输注过程中严密观察患者有无不良反应（出血倾向、血红蛋白血症、肾功能不全、肺功能障碍、DIC、细菌感染、败血症），出血异常情况及时处理。

5.5.4　回收式自体输血的注意事项

5.5.4.1　术中回收处理的血液不得转让给其他患者使用。

5.5.4.2 术中常规回收处理的血液应经洗涤操作，其血小板、凝血因子、血浆蛋白等基本丢失，故应根据回收血量补充血小板和凝血因子。

5.5.4.3 术中快速回收处理的血液未做洗涤时，含大量抗凝剂，应给予相应的拮抗剂。

5.5.4.4 对回收处理的血液回输时必须使用符合标准的输血器。

5.5.5 自体输血的优越性

5.5.5.1 避免因输注同种异体血液或血液成分而导致感染性疾病的危险性。

5.5.5.2 防止因抗红细胞、白细胞和血小板或蛋白抗原产生同种异体免疫作用引起的溶血、发热、过敏反应和移植物抗宿主病（GVHD）等免疫性输血反应。

5.5.5.3 减少有创操作不需同种异体输血前的多项检测试验，节约患者的费用。

5.5.5.4 避免异体输血配型失误造成的医疗事故。

5.5.5.5 解决了稀有血型患者、特殊宗教信仰患者的输血问题。

5.5.5.6 在一定程度上缓解了血液供应的紧张状态。

5.6 加压输血

5.6.1 操作要点

5.6.1.1 为确保静脉通道通畅，静脉注射针头成人不少于 20G（儿童不少于 22G），以便血液顺利、快速输入。

5.6.1.2 将已接上静脉通道的血袋小心装入加压血液输送器中。

5.6.1.3 拧紧充气塞，手握皮球缓慢充气，加压血液输送器开始加压，可根据病情需要施加压力，加压输血速度可达 50~100ml/min。

5.6.1.4 血液输注完毕，拧松充气塞、放气，输血管换接静脉注射用生理盐水冲洗输血管道。

5.6.2 注意事项

5.6.2.1 加压输血过程中应缓慢加压，压力不能超过300mmHg，以防加压皮囊破裂。

5.6.2.2 确保静脉通道通畅，防止输血管和针头衔接处脱落、针头脱出血管、穿刺部位肿胀等，确保血液顺利注入血管。

5.6.2.3 术中加压输血时，巡回护士应全程监护，密切观察受血者病情变化，如有异常立即停止输血，换输静脉注射用生理盐水保持静脉通路，并立即报告医生处理。

6 手术标本管理

6.1 目的

为医务人员提供手术标本管理及送检的操作规范，以防止手术标本丢失、错误送检等。

6.2 标本管理

6.2.1 医疗机构应有手术标本管理制度、交接制度及意外事件应急预案，明确责任人、要求、方法及注意事项等，所有相关医务人员应遵照执行。

6.2.2 管理原则

6.2.2.1 即刻核对原则：标本产生后洗手护士应立即与主刀医生核对标本来源。

6.2.2.2 即刻记录原则：标本取出并核对无误后，巡回护士或其他病理处理者应即刻记录标本的来源、名称及数量。

6.2.2.3 及时处理原则：标本产生后应尽快固定或送至病理科处理。

6.2.3 洗手护士的工作职责

6.2.3.1 应遵循即刻核对原则

6.2.3.2 手术台上暂存标本时，洗手护士应妥善保管，根据标本的体积、数量，选择合适的容器盛装，防止标本干燥、丢失或污染无菌台。

6.2.4 主管医生负责填写病理单上各项内容，标本来源应与洗手护士核对后签字确认。

6.2.5 标本处理者负责核对病理单上各项内容与病历一致，并遵循及时处理原则。

6.2.6 应有标本登记交接记录，记录内容包括患者的姓名、病案号、手术日期、送检日期及送检标本的名称、数量、交接双方人员签字。

6.3 术中冰冻标本送检

6.3.1 术前预计送冰冻标本时，主管医生应在术前填好病理单，注明冰冻。

6.3.2 标本切除后应即刻送检，不应用固定液固定。

6.3.3 送冰冻标本前，洗手护士、巡回护士应与主刀医生核对送检标本的来源、数量，无误后方可送检。

6.3.4 术中冰冻标本病理诊断报告必须采用书面形式（可传真或网络传输），以避免误听或误传，严禁仅采用口头或电话报告的方式。

6.4 注意事项

6.4.1 手术标本不得与清点物品混放。

6.4.2　任何人不得将手术标本随意取走，如有特殊原因，需经主管医生和洗手护士同意，并做好记录。

6.4.3　若需固定标本时，应使用10%中性甲醛缓冲液，固定液的量不少于病理标本体积的3~5倍，并确保标本全部置于固定液之中。特殊情况如标本巨大时，建议及时送新鲜标本，以防止标本自溶、腐败、干涸等。

6.4.4　标本送检时，应将标本放在密闭、不渗漏的容器内，与病理单一同送检。

6.4.5　标本送检人员应经过专门培训，送检时应与病理科接收人员进行核对，双方签字确认。

7　手术室火灾应急预案

7.1　目的

加强手术室工作人员应对火灾突发事件的应急处置能力，保障生命安全，最大限度地减少火灾事件造成的损失和影响，制订切实可行的火灾应急预案。

7.2　手术室常用消防器材与设施

手术室常用消防器材和设备应标注存放位置、种类和数量，便于使用。主要有以下类型：

7.2.1　灭火器（手术室常见的灭火器为二氧化碳灭火器）、手动和自动报警装置、消火栓、烟雾探测器及喷淋装置、防烟面罩（医护人员在火灾发生时抢救手术患者时使用）、应急灯等疏散逃生工具。

7.2.2　火警逃生线路图、消防器具位置和使用示意图、消防通道。

7.3 火灾高危因素

7.3.1 设备因素 电源、电线、电刀、激光、光源、取暖灯等。如电刀头没有安插到电刀笔筒内、光源束打开长时间接触到铺巾、仪器设备电源使用不当等。

7.3.2 化学危险品 含酒精的皮肤消毒液、乙醚、过氧化氢溶剂等。

7.3.3 手术室易燃材料 手术铺巾等。

7.3.4 助燃气体 氧气、氧化亚氮等。

7.4 火灾时应遵循的原则

在手术室发生的任何火灾，应遵循 R.A.C.E 原则，即救援 R（Rescue）、报警 A（Alarm）、限制 C（Confine）、灭火或疏散 E（Evacuate）。

7.4.1 救援（Rescue） 终止手术，做好麻醉管理，保护切口，采用手术床、平车、抬、背、抱等方式转移手术患者。

7.4.2 报警（Alarm） 即刻拨打火警电话报警，报警时准确表述地址位置、有无危险化学品、火势大小、燃烧物质、有无被困人员和报警人姓名。

7.4.3 限制（Confine） 关闭失火区域的可燃、助燃气体开关及电源。关闭防火门。防止火势蔓延。

7.4.4 灭火或疏散（Evacuate） 火灾发生时，注意有效沟通。现场人员在烟和气雾之下用面罩或湿毛巾捂住口鼻，尽可能以最低的姿势冲出火场；禁止使用电梯。

7.4.4.1 初期火灾时，可用灭火工具灭火。

7.4.4.2 初期灭火失败，立即按照应急预案进行疏散。

7.5　火灾应急流程图（图5-7-1、图5-7-2）

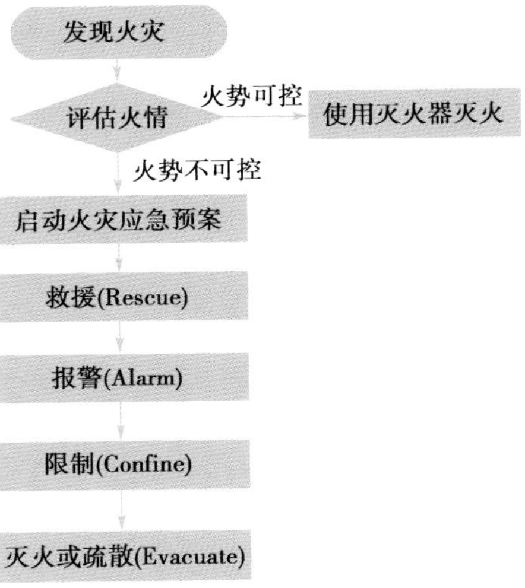

发现火灾

评估火情 —— 火势可控 → 使用灭火器灭火

火势不可控

启动火灾应急预案

救援(Rescue)

报警(Alarm)

限制(Confine)

灭火或疏散(Evacuate)

图 5-7-1　火灾应急简版流程图（RACE 版）

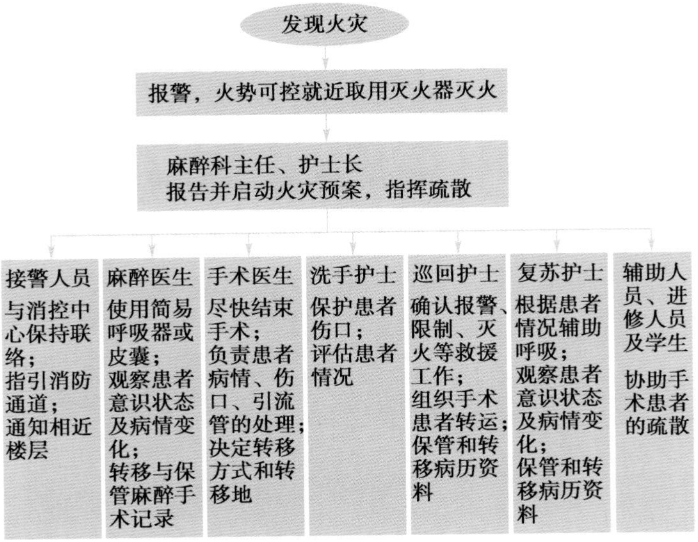

发现火灾

报警，火势可控就近取用灭火器灭火

麻醉科主任、护士长
报告并启动火灾预案，指挥疏散

| 接警人员与消控中心保持联络；指引消防通道；通知相近楼层 | 麻醉医生使用简易呼吸器或皮囊；观察患者意识状态及病情变化；转移与保管麻醉手术记录 | 手术医生尽快结束手术；负责患者病情、伤口、引流管的处理；决定转移方式和转移地 | 洗手护士保护患者伤口；评估患者情况 | 巡回护士确认报警、限制、灭火等救援工作；组织手术患者转运；保管和转移病历资料 | 复苏护士根据患者情况辅助呼吸；观察患者意识状态及病情变化；保管和转移病历资料 | 辅助人员、进修人员及学生协助手术患者的疏散 |

图 5-7-2　手术室火灾应急流程

7.6 火灾应急预案流程说明

7.6.1 手术室应制订火灾应急预案和流程图，配备火警逃生线路图和消防器材与设施。

7.6.2 手术室火灾应急预案演练应联合多部门定期完成，主要包括手术室、麻醉科、临床科室、保卫科、后勤部门等。演练应避开患者手术期间举行。对手术室工作人员，包括手术室护士、手术医生、麻醉医生、工友等应每年进行火灾安全教育，熟悉各种灭火设备的地点、类型和使用方法等。

7.6.3 灭火时以确保手术患者和医务人员安全为首要原则，必要时疏散。

7.6.4 首先发现火源的人员，应立即报警，如火势在可控范围内就近取用灭火器灭火。

7.6.5 接警人员职责 与消控中心保持联络；指引消防通道；传达消控中心指挥员意图给现场人员；电话通知相近楼层关闭防火门，随时准备疏散。

7.6.6 麻醉科主任、护士长职责 麻醉科主任、手术室护士长是部门防火负责人和总指挥。报告并指挥火灾预案的启动，安排人员立即切断电源、关闭氧气总阀门，指挥工作人员有秩序地将手术患者从消防通道疏散，并协助重患者疏散；检查确认有无遗留人员。疏散结束，必须清点患者和工作人员数量，向现场总指挥报告。

7.6.7 麻醉医生 停用吸入性麻醉气体，立即脱开麻醉机，使用简易呼吸器或呼吸皮囊；在挤压过程中严密观察患者意识状态及病情变化，并负责患者麻醉手术记录的转移与保管。

7.6.8 手术医生 评估患者情况及手术状态，尽快结束手术或简单处置包扎/覆盖，并进行患者的转运，负责疏散过程中的病情、伤口、引流管的处理，并决定患者的转移方式和转移地点。建议转移地点应结合所转移的手术患者的情况决定。

7.6.9　手术护士　洗手护士根据疏散患者处理程序，做好手术患者伤口的保护和患者情况的评估。巡回护士确认报警、限制、灭火等救援工作落实的同时，准备转运设备，组织好手术患者的转运如直接用手术床或平车转移患者离开现场；如火势较大，可用床单将患者抬离现场。做好病历资料的保管和转移。

7.6.10　复苏室护士　准备转运设备，组织患者转运，有辅助呼吸和气管插管患者连接简易呼吸器。严密观察患者意识状态及病情变化，及时记录，并负责患者转运病历的转移与保管。

7.6.11　辅助人员、进修人员及学生　共同协助做好手术患者的疏散。

7.6.12　夜间　麻醉值班负责人、手术室夜班组长立即报告消控中心和总值班，指挥火灾预案的启动，安排人员立即切断电源、关闭氧气总阀门，指挥工作人员有秩序将手术患者从消防通道疏散，并协助重患者疏散；检查确认有无遗留人员。

7.6.13　火灾处置结束后，对事件发生原因进行分析和整改，并持续质量改进。

8　围术期下肢深静脉血栓预防的术中护理

8.1　目的

强化手术室护理人员对下肢深静脉血栓形成的认识，指导术中下肢深静脉血栓形成的护理预防措施，最大限度降低术中下肢深静脉血栓形成的风险。

8.2 高危因素

血管内皮损伤、静脉血液滞留、血液高凝状态被认为是 DVT 形成的主要原因（表 5-8-1、表 5-8-2）。

表 5-8-1　深静脉血栓形成的原发性危险因素

抗凝血酶缺乏	蛋白 C 缺乏
先天性异常纤维蛋白原血症	V因子 Leiden 突变（活化蛋白 C 抵抗）
高同型半胱氨酸血症	纤溶酶原缺乏
抗心磷脂抗体阳性	异常纤溶酶原血症
纤溶酶原激活物抑制剂过多	蛋白 S 缺乏
凝血酶原 20210A 基因突变	XII因子缺乏
VIII、IX、XI因子增高	

表 5-8-2　深静脉血栓形成的继发性危险因素

髂静脉压迫综合征	血小板异常
损伤/骨折	手术与制动
脑卒中、瘫痪或长期卧床	长期使用雌激素
高龄	恶性肿瘤、化疗患者
中心静脉留置导管	肥胖
下肢静脉功能不全	心、肺功能衰竭
吸烟	长时间乘坐交通工具
妊娠/产后	口服避孕药
Crohn 病	狼疮抗凝物
肾病综合征	人工血管或血管腔内移植物
血液高凝状态（红细胞增多症，Waldenstrom 巨球蛋白血症，骨髓增生异常综合征）	VTE 病史
	重症感染

8.2.1　血管内皮损伤　创伤、手术、化学性损伤、感染性损伤等对血管壁的直接损伤破坏的结果。

8.2.2　静脉血液滞留　患者截瘫、长期卧床、肢体活动受限、长时间处于被动体位、压迫下肢静脉以及失血过多、微循环灌注不足、术中血管阻断、长时间固定体位、低血容量等都是静脉血液滞留的高危因素。

8.2.3　血液高凝状态　创伤、手术、体外循环、全身麻醉、中心静脉置管、人工血管或血管腔内移植物、肿瘤等均可引发机体凝血功能的改变。

8.3　下肢深静脉血栓围术期预防

8.3.1　术前评估　建议参照 Caprini 血栓风险因素评估表，详见附录2。

8.3.2　诊断

8.3.2.1　彩色多普勒超声检查：敏感性、准确性均较高，临床应用广泛，是 DVT 诊断的首选方法，可应用于术中。

8.3.2.2　CT 静脉成像：术中不可及。

8.3.2.3　核磁静脉成像：术中不可及。

8.3.2.4　静脉造影：准确率高，不仅可以有效判断有无血栓、血栓的部位、大小、范围、形成时间和侧支循环情况，而且常被用来评估其他方法的诊断价值，目前仍是诊断下肢 DVT 的金标准。可在导管室或复合手术室进行，超急性期使用须谨慎。

8.3.3　术中干预措施

8.3.3.1　应由手术团队共同制订，手术团队包括手术医生、麻醉医生、手术室护士等。护士遵医嘱执行。

8.3.3.2　护士应了解患者血栓相关病情，如高危因素、是否使用抗凝剂、放置血栓滤器、使用弹力袜等。

8.3.3.3　体位摆放（参照本指南第二篇：手术体位）

8.3.3.3.1 仰卧位：在不影响手术的前提下将患者的腿部适当抬高，利于双下肢静脉血回流。

8.3.3.3.2 截石位：应避免双下肢过度外展、下垂及腘窝受压。

8.3.3.3.3 俯卧位：注意避免腹部受压。

8.3.3.3.4 侧卧位：避免腋窝受压。同时，腹侧用挡板支撑耻骨联合处，避免股静脉受压。患者转运过程中搬动不宜过快、幅度不宜过大，建议使用转运工具。

8.3.3.4 压力防治措施

8.3.3.4.1 间歇式充气压力装置：可改善下肢静脉回流，以减轻静脉血液滞留，预防 DVT 的发生。

8.3.3.4.2 弹力袜：有助于预防下肢深静脉血栓的形成，其工作原理是利用外界机械力与肌肉收缩的相互挤压作用，但术中患者处于静止状态，特别是使用肌松药物时，不建议使用，反而会增加血栓形成的概率。

8.3.3.4.3 禁忌证：充血性心力衰竭；下肢严重畸形、下肢骨折、小腿严重变形；严重动脉粥样硬化下肢缺血；急性期、亚急性期下肢深静脉血栓形成；下肢创伤或近期接受过植入手术；下肢皮炎、坏疽、水肿、溃疡、下肢蜂窝织炎、感染性创口；严重外周神经疾病以及材料过敏体质等。

8.3.3.5 遵医嘱适当补液，避免脱水造成血液黏稠度增加。

8.3.3.6 预防患者低体温，避免静脉血液滞留、高凝状态（参照本指南第五篇 3 术中低体温预防）。

8.3.3.7 抗凝药物预防

8.3.3.7.1 遵医嘱用药，了解药理作用。

8.3.3.7.2 低分子肝素：可降低 DVT 发生率，在用药过程中护士应注意观察伤口渗血量、引流量有无增多等症状。

8.3.3.7.3 术前口服抗凝药、抗血小板药对预防血栓有意义，但术中会增加出血风险。

8.3.3.8　预防已有血栓患者出现新发血栓形成。

8.3.4　注意事项

8.3.4.1　采取 DVT 预防护理措施前应了解患者疾病、身体、经济及社会状况等信息，与手术团队充分沟通，共同权衡措施的获益和风险，达成一致意见后方可实施。

8.3.4.2　综合考虑手术类型、手术需求、产品特性等因素，选择适宜的 DVT 预防措施。

8.3.4.3　所有护理干预措施应在不影响手术操作的情况下进行。

8.3.4.4　应采取综合预防措施，单一一种措施不足以预防 DVT 的发生。

8.3.4.5　围术期对于急性期、亚急性期深静脉血栓患者，应特别注意采取综合措施，避免血栓脱落。

8.3.4.6　预防压力防治措施的并发症：骨筋膜室综合征、腓神经麻痹、压力性损伤。

8.3.4.7　弹力袜使用：术前、术后若使用弹力袜应注意松紧适宜，防止足部上卷、腿部下卷，以免产生止血带效应，导致压力性损伤、DVT、肢体动脉缺血坏死等。

8.3.4.8　避免同一部位、同一静脉反复穿刺，尽量不要选择在下肢静脉穿刺，尤其避免下肢留置针封管。

9　手术患者十大安全目标

9.1　目的

根据中国医院协会颁布的 2017 版《患者十大安全目标》，制定手术室环境下执行《患者十大安全目标》的具体措施，指导手术室护理人员临床实践。

9.2 目标一：正确识别患者身份

9.2.1 严格执行查对制度，确保手术患者及手术部位正确

9.2.1.1 至少同时采用两种方法核对患者：①腕带法；②反问式核对法（患者或家属参与：自己说出姓名、手术部位等信息）。

9.2.1.2 至少同时使用两种方法识别患者：如姓名、病案号、出生日期等，不得采用条码扫描等信息识别技术作为唯一识别方法。

9.2.1.3 确保手术通知单信息、手术病历信息与患者本人腕带信息完全一致。

9.2.1.4 对精神病患者、意识障碍、语言障碍、婴幼儿等特殊手术患者，应有身份识别标识（如腕带、指纹识别等），同时由患者家属或陪同人员参与身份确认。

9.2.2 在输血、标本送检、植入物使用等操作时采用双人核对来识别患者身份。

9.3 目标二：强化手术安全核查

9.3.1 术前评估与准备核查 患者皮肤、过敏史、免疫八项等生化检查；检查仪器设备、物品耗材、植入物等准备情况，须完成各项术前准备方可实施手术。

9.3.2 手术部位标记 术前在病房由实施手术的医生标记手术部位，标记时应在患者清醒和知晓（或患者家属知晓）的情况下进行，标记规范应根据手术部位识别制度与操作流程要求实施。

9.3.3 手术安全核查 由麻醉医生或手术医生主持，根据所在医院规范，在麻醉开始前、手术开始前、患者离开手术间前由麻醉医生、手术医生和手术室护士根据《手术安全核查表》内容逐项核查。离室前核查结束后，由三方签名确认。

9.3.4　围术期预防性抗菌药物核查　医嘱、过敏史、皮试结果、药物等。

9.3.5　手术物品清点核查时机　手术开始前、关闭体腔前、关闭体腔后、缝合皮肤后。

9.3.6　操作前后采用双人核查　手术物品灭菌效果监测、高值耗材和药品使用等。

9.4　目标三：确保用药安全

9.4.1　遵医嘱给药，双人核对，三查八对。执行口头医嘱时应复述，医生确认应答后执行。

9.4.2　规范药品管理程序，对高浓度电解质、易混淆（听似、看似）药品有严格的贮存、识别与使用的相关管理制度。

9.4.3　严格执行麻醉药品、精神药品、放射性药品、化疗药品、医疗用毒性药品及药品类易制毒化学品等特殊药品的使用与管理规范。

9.4.4　规范手术台上药品管理：严格双人核对，标识清楚。消毒液（特别是无色消毒液）现用现倒，不得存留在手术台上，避免与药液混淆。

9.5　目标四：减少医院相关性感染

9.5.1　落实国家感控相关法律法规、《手术室护理实践指南》等，为执行相关规范与指南提供必需的保障和有效的监管措施。

9.5.2　严格遵循无菌操作规范和手术隔离技术，监督手术人员手卫生、穿手术衣、戴手套、消毒铺单等操作。

9.5.3 落实术前抗菌药物使用制度，遵照国家卫生和计划生育委员会《2015 年抗菌药物临床应用指导原则》，切皮前 0.5~1h 给予抗菌药物，术中追加抗菌药物应遵医嘱执行，减少手术相关性感染风险。

9.5.4 使用合格的无菌医疗器械，手术器械清洗、灭菌与监测应遵循 WS310.1、WS310.2、WS310.3 规范要求，且追溯系统健全。

9.5.5 手术室环境表面清洁消毒应遵循本指南第八篇-手术室环境表面清洁与消毒的要求。

9.5.6 规范手术间管理 严格控制人员，保持手术间门处于关闭状态，减少开门次数，手术间净化系统处于功能状态，回风口不得遮挡，手术安排科学合理，特殊感染手术标识清楚，落实标准预防。

9.5.7 严格执行各种废弃物的规范处理流程 生活垃圾与医疗废物分类处理，标识清楚、密闭转运。

9.5.8 落实手术室感染监测指标体系并持续改进。

9.5.9 规范人员培训 各级各类人员均要进行医院感染相关性培训，如人员着装、工作制度、工作流程、标准预防等。

9.6 目标五：落实临床"危急值"管理制度

9.6.1 明确临床"危急值"报告制度，规范并落实操作流程。定期监测评估"危急值"报告执行情况。

9.6.2 明确"危急值"报告项目与范围，如手术室冰冻结果为危急值，报告必须采用书面形式（可传真或网络传输），严禁仅采用口头或电话报告的方式。

9.7 目标六：加强医务人员有效沟通

9.7.1 合理配置人力资源，关注护理人员的劳动强度。

9.7.2 建立规范化信息沟通交接程序，如手术申请、患者交接、标本交接、血制品交接、器械交接等相关监管制度，确保患者交接程序正确执行。

9.7.3 确保沟通过程中信息的正确、完整与及时性。

9.7.4 规范并严格执行麻醉、手术过程的口头医嘱、电话和书面交接流程。

9.7.5 强调为手术团队提供多种的沟通方式和渠道，确保沟通及时、有效。

9.7.6 建立急危重症手术患者的绿色通道，确保急危重症患者、批量伤员、突发应急（火灾、断电、泛水等）情况下患者能够及时得到妥善救治。

9.8 目标七：防范与减少意外伤害

9.8.1 加强高危手术如危急重症、躁动、昏迷患者的管理，制订跌倒、坠床、压力性损伤等应急预案和发生后处理流程。

9.8.2 采取适当约束、护栏保护、受压部位综合防护等有效措施，预防手术患者发生跌倒、坠床、压力性损伤等意外事件。

9.8.3 落实手术患者发生跌倒、坠床、压力性损伤等意外事件报告制度、应急预案和处理流程。

9.8.4 加强各级人员的安全文化培训、强化安全检查、及时发现安全隐患，确保培训到位、检查到位、措施落实到位。

9.9 目标八：鼓励患者参与患者安全

9.9.1 加强医务人员与患者及家属的有效沟通 鼓励患者与家属主动与手术医生、护士沟通，包括手术方式、知情同意、过敏史、植入物、义齿等。

9.9.2 鼓励患者及家属多方式、多途径参与医疗护理过程 参与身份确认、手术部位标识、术前、术后转运、护理操作、体位安置等。

9.9.3 为医务人员提供相关培训，鼓励患者参与医疗护理过程。

9.9.4 注重保护患者隐私。

9.10 目标九：主动报告患者安全事件

9.10.1 建立手术室安全事件报告制度与流程：提供有效、便捷的报告途径，鼓励全员参与，自愿、主动报告安全隐患、近似错误和不良事件等。

9.10.2 汇总和分析护理安全事件 对报告的安全事件进行收集、归类、分析、反馈。对严重事件有根本原因分析和改进措施，落实并反馈结果。

9.10.3 建立手术室护理风险评估体系 针对手术室存在的薄弱环节，采用系统脆弱性分析工具，制订风险防范措施，达到持续改进目的。

9.10.4 加强医务人员安全教育与培训，倡导从错误中学习，构建手术室患者安全文化。

9.10.5 加强对医务人员暴力伤害的防范。

9.11 目标十：加强医学装备及信息系统安全管理

9.11.1 建立手术室仪器设备的安全管理与监管制度 遵从设备安全操作使用流程，定期维护保养，使用中避免关闭设备警报装置，发现设备故障，及时与医院相关人员沟通。

9.11.2 建立手术室仪器设备安全使用培训制度 可采用多形式培训方式，并对培训人员、内容、考核等进行记录，确保设备仪器操作的正确性和安全性。

9.11.3 加强手术室信息化建设 手术室信息化涉及医院多个部门与科室，同时也涉及器材、设备、人员、操作、患者、手术标本等，实现信息系统闭环管理，确保安全。

9.11.4　落实手术室信息系统安全管理与监管制度　医院信息管理部门实时监控手术室信息安全，及时阻止外来信息干扰。

10　手术室质量控制指标

10.1　手术部位标记执行率（%）

10.1.1　选择对象　所有手术患者。

10.1.2　判断及依据

10.1.2.1　定义：指术前由手术医生在患者及（或）家属的参与下，用不易退色记号笔在患者的手术部位进行体表标记，以杜绝手术部位错误发生，提高手术安全的一种手段。

10.1.2.2　依据

10.1.2.2.1　国家卫计委印发《手术安全核查制度》的通知。

10.1.2.2.2　国家卫计委印发《三级综合医院评审标准（2012年版）实施细则》。

10.1.3　计算公式　手术部位标记执行率（%）＝每月手术部位标记正确例数÷每月所有需要部位标记的手术患者×100%

10.1.4　改善标准　指标上升。

10.2　住院手术患者术中皮肤压力性损伤发生率（%）

10.2.1　选择对象　所有住院手术患者。

10.2.2　判断及依据

10.2.2.1　定义：指患者手术过程中发生在皮肤和（或）潜在皮下软组织的局限性损伤，通常发生在骨隆突处或皮肤与医疗设备接触处。可表现为局部组织受损但皮肤完整，或开放性溃疡并可能伴有疼痛。

10.2.2.2 依据：美国国家压疮咨询委员会（NPUAP）2016 年最新压疮指南。

10.2.3 计算公式 住院手术患者术中皮肤压力性损伤发生率（%）＝每月有一处或多处术中压力性损伤的患者例数÷每月住院手术患者总数×100%

10.2.4 改善标准 指标下降。

10.3 手术室护士锐器伤发生率（%）

10.3.1 选择对象 所有手术室护士。

10.3.2 判断及依据

10.3.2.1 定义：指手术室护士在从事护理活动过程中被锐器造成皮肤深部损害出血的一种意外伤害。

10.3.2.2 依据：《AORN》—锐器安全实践指南

10.3.3 计算公式 手术室护士锐器伤发生率（%）＝每月发生锐器伤的手术室护士人次÷每月手术室护士总人数×100%

10.3.4 改善标准 指标下降。

11 手术患者意外伤害预防

11.1 目的

提高医务人员对手术患者发生意外伤害的防范意识，预防手术患者坠床/跌倒、医疗器具相关性损伤、低温烫伤、灼伤、冻伤、烧伤等意外伤害的发生。

11.2 坠床/跌倒

11.2.1 转运过程中的预防措施

11.2.1.1　保持地面清洁、干燥、通畅无障碍物。应有防滑警示标识。

11.2.1.2　转运前应评估患者病情及配合程度，对躁动患者采取适当的约束措施加以保护。

11.2.1.3　转运前应评估转运设备的安全性能，约束工具齐全。

11.2.1.4　转运人员必须进行培训，考核合格后上岗。

11.2.1.5　过床前应妥善固定转运设备，协助患者过床，应拉起床栏，妥善固定。

11.2.1.6　运送途中保持平稳，速度不宜过快。

11.2.1.7　手术患者不宜自行上洗手间。

11.2.1.8　手术等候期间患者需有医护人员照护或家属陪伴。

11.2.2　术中的预防措施

11.2.2.1　过床后应妥善固定患者，告知患者预防坠床注意事项，并有医务人员看护。

11.2.2.2　手术床应处于锁定状态。

11.2.2.3　安置手术体位由手术医生、麻醉医生及手术室护士共同完成，固定稳妥。

11.2.2.4　术中需变换体位时，应与相关人员充分沟通并进行安全评估后再行调节并妥善固定。

11.2.3　术后预防措施

11.2.3.1　手术结束变换体位时，应在有专人看护的情况下解除患者的固定装置。

11.2.3.2　将患者从手术床移至转运车时，应确认转运车处于锁定，在患者的头部、足部及两侧有专人同时搬运，及时安置床挡。

11.2.3.3　麻醉恢复期需妥善固定并密切看护，躁动患者应多人协助看护。

11.3　医疗器械相关性损伤

11.3.1　使用医疗器械应遵循产品说明书，规范操作。

11.3.2　调节手术床或使用配件时应检查患者身体位置，妥善固定，避免电灼伤及挤压伤的发生。

11.3.3　术中及时收回暂不使用的器械，狭长腔道的器械（导尿管/胆道镜/输尿管镜等）在使用前应充分润滑。

11.3.4　各种仪器连线、管道、面罩等应妥善放置，避免压迫患者皮肤。

11.3.5　转运患者时，身体不应超出转运车外缘，安置床挡时注意保护患者指/趾；规范放置医疗设备等物品，避免挤压患者身体。

11.4　医用粘胶相关性皮肤损伤

11.4.1　使用前应评估患者，选择适宜的粘胶用品种类及规格；过敏者可选择其他替代用品；婴幼儿尽量减少使用。

11.4.2　使用时应保持粘胶部位皮肤干燥，尽量减少粘胶与患者皮肤的接触面积。

11.4.3　使用一次性手术铺单及手术膜时需待消毒部位皮肤干燥后粘贴，并确保平整无皱褶。

11.4.4　撕除时应顺着毛发生长方向轻柔移除，勿使粘胶用品垂直向上拉扯皮肤，采用180°的方法移除。移除困难时可湿润皮肤后或使用粘胶移除剂等方法去除。

11.5　低温烫伤

11.5.1　应使用医用加温设备并按照生产厂家说明书规范操作。

11.5.2　使用充气式加温仪时，不应直接使用加温软管给患者进行加温。

11.5.3　使用加温设备需调节好设备参数、观察患者皮肤等情况，并做好交接班。

11.5.4　术中冲洗液的温度不宜超过37℃。

11.5.5　深低温治疗等特殊患者应根据医嘱及核心温度的变化情况，调节合适的加温设备参数和选择液体冲洗温度。

11.6　灼伤

11.6.1　电外科灼伤　预防措施参照第三篇电外科安全。

11.6.2　化学性灼伤

11.6.2.1　根据患者情况及手术部位选择合适种类和浓度的消毒剂。

11.6.2.2　消毒皮肤时，消毒剂使用量适度，以不滴为宜，并注意相关部位的保护。

11.6.2.3　使用碘酊消毒时应注意彻底脱碘。

11.6.2.4　使用碘酊、苯酚（石碳酸）等化学剂时需注意保护周围皮肤及组织。

11.6.3　冷光源设备相关性灼伤

11.6.3.1　应遵照生产厂家说明书使用。

11.6.3.2　导光束应与光源主机、光学视管匹配使用，光源即用即开，根据手术需要调节光源亮度（由弱到强）。

11.6.3.3　已开启光源的物镜不应直接照射手术铺单或直接接触患者皮肤。

11.6.3.4　发现设备异常应立即停止使用并及时报修。

11.6.4　动力系统相关性灼伤

11.6.4.1　应遵照生产厂家说明书使用。

11.6.4.2　使用时应保护周围皮肤及组织，调节适宜的运转速度，避免连续使用时间过长，局部降温。发现动力系统手柄过热应立即停止使用并及时报修。

11.6.4.3　暂停使用时应妥善放置电机、附件及工具，手柄控制器应调至锁定状态，脚踏控制器应放置妥当，避免意外启动。

11.6.5　激光设备相关性灼伤

11.6.5.1　应遵照生产厂家说明书使用。

11.6.5.2　去除患者首饰、角膜接触镜（隐形眼镜）等易造成灼伤的物品，注意保护患者眼睛。

11.6.5.3　正确调节合适的功率和模式，使用前做好激光发射点的瞄准检查和调整。

11.6.5.4　气道手术需使用激光专用气管导管。使用激光设备时应关闭气道氧气。

11.6.5.5　使用防反光的器械或用湿纱布遮盖发光器械的表面。

11.7　冻伤

11.7.1　使用冰块、冰屑、冰帽等物品时，应用布单包裹使用，不应直接接触患者皮肤。

11.7.2　降温时应严密观察患者体温、局部皮肤组织等情况，头部降温时应做好耳廓等部位的保护。

11.7.3　低温保存供体器官时应避免冰块或冰屑直接接触器官组织。

11.8　烧伤

11.8.1　使用含酒精的消毒液消毒皮肤时，应避免消毒液积聚于手术部位。消毒后应待酒精挥发后再启用电外科或激光设备，以免因电火花或激光遇易燃液体而致患者皮肤烧伤。

11.8.2　气道内手术使用电刀或电凝时应关闭气道氧气，防止气道烧伤。

11.8.3　肠道手术禁忌使用甘露醇灌肠，肠梗阻的患者慎用电刀。

6

第六篇　仪器设备管理

1 概述

1.1 目的

规范仪器设备的操作规程，指导手术室护士正确评估、使用、维护仪器设备，减少操作过程中的安全隐患，最大限度地确保使用过程中患者及医护人员安全。

1.2 适用范围

该指南适用于各种不同的医疗环境，包括住院部手术室、日间手术室、麻醉复苏室、普通住院病房、重症监护室、导管室、诊疗间等所有临床区域。

2 术语

2.1 非计划性围术期低温症

非计划性围术期低温症（inadvertent perioperative hypothermia，IPH）指体核温度低于36℃，是手术中常见的临床表现。

2.2 体温管理系统

体温管理系统（total temperature management system）是应用于医疗环境中（包含手术室）的一种体温管理解决方案，由加温设备和配套使用的加温毯等组成，用于预防和治疗低体温及为患者提供舒适的温度，对成人和儿童均适用。

2.3　外来手术器械

外来手术器械（loaner）指由器械供应商租借给医院可重复使用，主要用于与植入物相关手术的器械。

2.4　植入物

植入物（implant）指放置于外科操作造成的或者生理存在的体腔中，留存时间为 30 天或者以上的可植入性手术器械。

2.5　A0 值

A0 值（A0 value）为评价湿热消毒效果的指标，指当以 Z 值表示的微生物杀灭效果为 10K 时，温度相当于 80℃的时间（s）。

2.6　可追溯性

可追溯性（traceability）指对外来手术器械的来源、处理、使用等关键要素进行记录，保存备查，实现可追溯。

2.7　电动气压止血带

电动气压止血带（electric pneumatic system）采用数字化控制，通过高效气压泵充气于止血带，暂时阻断肢体血液循环，减少术中出血，提供无血手术视野。一般情况下，由带有显示器的压力调节器、连接线和充气袖带等部件组成。

2.8　保护衬垫

保护衬垫（protective lining）放置于皮肤与止血带之间，避免止血带与皮肤直接接触，通常为柔软的棉质材料，防止皮肤损伤。

2.9 驱血带

驱血带（exsanguinate）采用医用高分子材料、天然橡胶或特种橡胶制作而成，扁平长条形，伸缩性强，用于肢体驱血使用。

2.10 止血带并发症

止血带并发症（tourniquet complications）指因使用止血带可能引起的相关并发症：皮肤损伤、疼痛、骨筋膜室综合征、神经损伤、深静脉血栓、血压下降，严重的可出现止血带休克等。

2.11 无影

无影指采用足够大面积（或者足够多）的光源从不同角度同时照射，形成术野光柱，使得术野照明范围内每个区域都能被光柱照射到，术野区域内无明显的阴影形成。

2.12 照明强度

照明强度指单位面积上所接受可见光的光通量，简称照度，单位勒克斯（Lux 或 Lx）。

2.13 光斑

光斑指在照明区域内，光的边缘照度达到中心照度 10% 所包含的整个区域范围，此时光在此范围内形成的具体形状。

2.14 色温

色温指绝对黑体加热到一定的温度，黑体发出的光所含的光谱成分，称为这一温度下的色温，从绝对零度（-273℃）

开始加温后所呈现的颜色，由黑变红，转黄，发白，最后发出蓝色光。计量单位为"K"（开尔文）。

2.15　显色性

显色性指照明光源对物体色表的影响，是由于观察者有意识或无意识地将它与参比光源下的色表相比而产生的。

2.16　照明深度

照明深度即照明的距离，如图 6-2-1 所示：$L_1 + L_2 =$ 照明深度。无影灯照度在距离灯头玻璃表面 1000mm 的位置处照度最高。光柱向上和向下都逐渐衰减。在最高亮度的 20%～100% 的纵向区域范围内，理论上都是正常满足手术需求的。所以 $L_1 + L_2$ 就是照明深度，这个深度范围内，光线满足手术的照明需求。

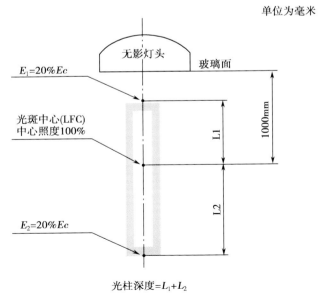

图 6-2-1　无影灯照明深度

2.17　手术无影灯

手术无影灯（图 6-2-2）用于手术部位照明，为切口和体腔中的人体组织和器官提供亮度高、色温佳、无影、聚焦好的照明设备。手术无影灯包含照度、无影率、冷光、照明深度、色温、显色指数和摄像等功能或参数需符合手术需求。

无影灯根据光源类型分为卤素灯和 LED 灯；从外形设计分类有吊顶无影灯、壁挂无影灯、移动无影灯、头灯等；从功能需求分有单头、多头、双母无影灯、母子灯、双子灯、检查灯等以及兼有摄像功能和多臂含显示器挂架等。

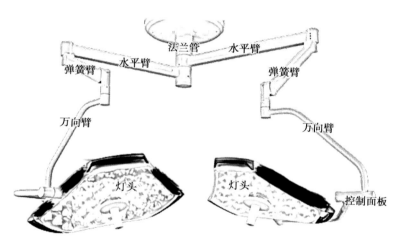

图 6-2-2　手术无影灯

2.18　手术床

手术床（手术台）指能够承载手术患者，根据手术需求变换各种位置，使之达到手术操作目的的医疗器材。

2.19　除颤仪

除颤仪（图 6-2-3）也称电复律机，是实施电复律术的主体设备，两侧配有电极板。

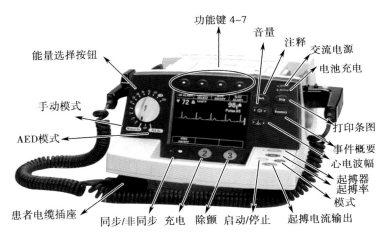

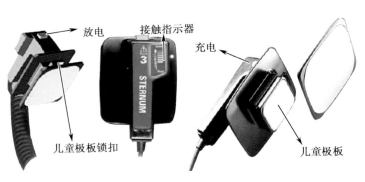

图 6-2-3　除颤仪

2.20　除颤

除颤是将一定强度的电流通过心脏，使心脏全部心肌或绝大多数心肌纤维在瞬间立刻全部去极化，心脏短暂停搏后，窦房结或其他自律性高的起搏点重新主导心脏节律。包括电复律和电除颤。

2.21 电复律

电复律是放电时需要与 R 波同步的电击，以避开在心室的易损期放电可能发生的心室颤动。用于治疗各种室上性心动过速以及单形性室性心动过速。

2.22 电除颤

电击用于终止心室颤动时称为电除颤。根据电极板放置位置分为：胸外除颤、胸内除颤。

3 充气式加温仪

3.1 评估

检查主机功能状态，调节的模式、参数符合手术需求；检查安放位置及出风口软管接入位置。

3.2 操作要点

3.2.1 遵循生产厂家的使用说明。

3.2.2 参照使用标识，将加温毯在手术床上适宜位置铺展开，连接充气式加温仪。

3.2.3 根据使用环境温度、手术（治疗）类型、患者的实时体核温度及患者身体状况，选择合适的温度挡和风速，并与医生确认。

3.3　观察要点

3.3.1　观察设备运转情况，面板上仪表灯是否正常，故障灯有无亮起。

3.3.2　观察患者局部体表温度的变化情况，防止局部热损伤。

3.4　加温毯的使用

3.4.1　严格遵循生产厂家提供的使用说明：与加温设备配套使用，否则可能会造成热损伤。

3.4.2　应始终将加温毯带孔的一面朝向患者，不得把未打孔的一面放在患者身下或身上。

3.4.3　不能单独使用加温仪软管给患者加温，须始终将软管连接至加温毯。

3.5　注意事项

3.5.1　只有在充气式加温仪安稳的放置在干燥、硬质、平整的表面上或安全固定之后，才能开始加温治疗。

3.5.2　充气加温毯为一次性耗材，仅供单一患者使用，一人一用。

3.5.3　如果超温指示灯亮起并听到提示声，则不得继续使用，拔掉装置电源插头并联系有资质的服务技术员。

3.5.4　充气式加温仪符合医疗电磁干扰的要求，若其他设备发生无线电频率干扰，请将该设备连接到不同电源。

3.5.5　仪器应定期由专业人员检测及保养。

4 外来手术器械管理

4.1 目的

规范外来手术器械的管理，指导手术室与消毒供应中心工作人员对外来手术器械进行正确的评估接收、清洗消毒、检查包装、灭菌、灭菌监测、存储发放、使用、归还、信息追溯，降低外来手术器械使用的感染风险，确保术中患者及医护人员的安全。

4.2 管理原则

4.2.1 医院应有外来手术器械的资质审核和准入管理职能部门，符合国家卫生部门管理规定。医疗机构应有对外来手术器械接收、清点及质量管理的流程与制度。

4.2.2 符合医院审批备案、允许使用的手术器械。

4.2.3 临时采购使用的外来手术器械应符合国家和医院的采购标准和要求。

4.2.4 外来手术器械应由消毒供应中心接收，并遵照WS310-2016规范进行清洗、消毒、灭菌与监测。

4.2.5 使用管理 应有相关管理制度，做好外来器械使用登记；登记内容包括：患者信息、手术日期、器械种类、数量、器械经销商、灭菌信息、生物监测结果等内容。确保信息准确、保存完整，以便追溯。

4.2.6 供应商跟台人员应相对固定，并遵照医院规定，在医政医管部门备案；经过相关部门培训并考核合格后方可进入手术室；供应商跟台人员严禁洗手上台参与各项无菌技术操作。

4.3　处理流程

4.3.1　评估接收

4.3.1.1　外来手术器械和植入物在规定时间内送至消毒供应中心：择期手术最晚应于术前日 15 时前将器械送达；急诊手术应及时送达。

4.3.1.2　配送人员与专职人员共同核查清点器械的名称、数量、完整性、功能及清洁度等。双方确认签名，记录完善保存备查。

4.3.1.3　供应商应提供器械清洗、消毒、灭菌方法与参数要求说明书。

4.3.1.4　应在去污区的指定位置进行外来手术器械的清点、核查。

4.3.1.5　应根据外来手术器械的材质、精密程度等进行分类清洗、消毒、灭菌处理。

4.3.2　清洁、消毒、灭菌、包装、储存应遵守 WS310.2-2016。

4.3.3　使用

4.3.3.1　应将外来手术器械信息与患者信息相关联，实现可追溯。

4.3.3.2　使用前根据器械清单需确认外来器械品名、型号、数量、性能以及查看其完整性，遵循第四篇手术物品清点要求进行清点。

4.3.3.3　及时记录植入物的名称、数量及使用情况。

4.3.3.4　体内植入物取出后应进行登记并按医疗废物处理。

4.3.4　归还

4.3.4.1　使用后应及时去除明显的残留组织、骨屑、血液等，采用封闭的方式运送至消毒供应中心，并由专人进行清点核对。

4.3.4.2　特殊感染手术的外来器械及植入物应遵循 WS367-2012 的要求做好消毒处理。

4.3.4.3 使用后的外来器械应经消毒供应中心清洗、消毒方可交还供应商,双方确认并记录存档。

4.3.5 信息追溯

4.3.5.1 推荐采用无菌物品信息追踪系统进行外来手术器械的全程信息跟踪和追溯管理。

4.3.5.2 记录外来手术器械处理各环节的关键参数,包括回收、清洗、消毒、检查、包装、灭菌、储存、发放、使用等环节的信息。信息包括操作者、操作时间、清洗消毒灭菌技术参数和检测结果等。

4.3.5.3 外来手术器械应有唯一性编码(如条形码/二维码/RFID),并可客观、真实、及时追溯处理环节。能关联所有操作过程、使用过程中的人、事、物(包括患者信息、手术房间信息、手术者信息等)。

4.4 注意事项

4.4.1 手术室和消毒供应中心(包括社会化消毒供应服务机构)应建立外来手术器械及植入物专岗负责制的管理制度,人员相对固定。

4.4.2 新型外来手术器械和植入物使用前应组织相关人员进行培训。

4.4.3 使用中发生的不良事件应及时记录、上报、改进。

5 间歇式充气压力装置

5.1 评估(推荐参考附录2)

5.1.1 患者

5.1.1.1 患者病史,是否有使用禁忌证。

5.1.1.2 腿围、皮肤，如温度、颜色、完整性等。

5.1.2 环境

5.1.2.1 避免电力设备暴露在易燃性的气体中。

5.1.2.2 保持环境干燥整洁，避免血液、体液、手术冲洗液、消毒液浸湿设备。

5.1.2.3 设备使用时避免靠近其他设备或与其他设备层叠放置，以免影响设备正常运行。

5.1.3 设备

5.1.3.1 设备主机外观完整、清洁，功能状态正常，调节模式、参数设置符合要求，机身及其附件损坏禁止使用。

5.1.3.2 连接连接管组件外观完整，管路无断痕、老化，连接管连接接头完好，可以正常使用。

5.1.3.3 充气带类型、大小符合需要，外观完好、清洁、无破损，粘贴性能完好。

5.2 操作要点

5.2.1 安装气泵 将气泵妥善放置，连接管组件连接到气泵上，连接电源。

5.2.2 充气带使用

5.2.2.1 选择适合的充气带类型：包括小腿充气带、足部充气带和大腿充气带。

5.2.2.2 将充气带连接到与气泵相连的连接管组件上，妥善安置管路，避免导致医疗器械相关性压力性损伤。

5.2.3 气泵操作

5.2.3.1 按开机键启动设备，显示器开启，系统将立即进入充气带自检模式，监测气泵和充气带的充气、放气性能。自检完成后进入正常运行模式。

5.2.3.2 单侧肢体使用只需连接气泵上的其中任意一条管路，另外一侧管路妥善安置，并切换至单侧肢体模式。

5.2.4   报警处理

5.2.4.1   检查使用模式与设定模式应一致，确保选择的单/双腿模式与实际连接到连接管组件上的充气带数量相符。

5.2.4.2   检查连接管是否打折或漏气，确保连接管各接头连接牢固，检查各接头是否有裂隙或损坏，并确保无打折，然后重置报警。

5.3   观察要点

5.3.1   观察设备运行的情况，及时排除故障及报警。

5.3.2   治疗过程中应注意观察肢体皮肤颜色、温度和动脉搏动情况，判断有无肢体血运受阻情况。

5.3.3   观察患者皮肤完整性，如有炎症、破损、压力性损伤等情况发生，应暂停使用。

5.3.4   关注患者病情变化，及时协助处理。

5.4   注意事项

5.4.1   建议采用综合预防措施，遵医嘱使用该设备，使用前与手术医生再次核对确认。

5.4.2   注意充气带松紧适宜，以能容下一指为宜并注意管道合理放置材料接触皮肤时应当保证无折皱。避免骨筋膜室综合征、腓神经麻痹、皮肤压力性损伤等的发生。

5.4.3   术中变换体位，护士应重新评估加压带及管路的位置，确认设备是否正常运行。

5.4.4   设备放置位置适宜，方便使用，避免仪器设备相互干扰。

6　气压止血带

6.1　适应证

6.1.1　创伤止血　四肢手术。

6.1.2　创造无血、清晰的术野　膝、踝、肘、腕等关节置换手术。

6.2　禁忌证

6.2.1　绑扎止血带部位的皮肤破溃、水肿者。

6.2.2　血栓性闭塞性脉管炎、静脉栓塞、严重动脉硬化、血管性疼痛患者。

6.2.3　血液病患者。

6.3　操作要点

6.3.1　操作前

6.3.1.1　评估手术

6.3.1.1.1　与手术医生确认手术是否使用气压止血带。

6.3.1.1.2　根据手术适应证准备气压止血带。有禁忌证者不应使用气压止血带。

6.3.1.1.3　护士应了解相关风险与并发症。

6.3.1.2　评估患者

6.3.1.2.1　皮肤状况：拟使用袖带部位及远端皮肤无破损、肢体感染等。

6.3.1.2.2　肢体周长和形状：选择合适型号止血带袖套，确保袖套腔可完全覆盖肢体并扣紧。

6.3.1.2.3　既往病史：血管病史，静脉血栓病史，循环异常或周围动脉损伤病史，透析通路、肿瘤病史、有无骨折、体内金属植入物、PICC 导管等。

6.3.1.3　检查设备

6.3.1.3.1　检查主机状态：确认整套止血带装置功能正常、清洁。调节的模式、参数符合手术需求。

6.3.1.3.2　检查袖套：外观清洁、衬垫平整、气囊及连接管完好，连接件无破损、漏气；扣和绑带完整（非无菌性止血带）。

6.3.1.3.3　准备止血带主机：放置在患侧绑止血带部位的上方（头侧）备用。

6.3.2　操作时

6.3.2.1　遵医嘱使用气压止血带。

6.3.2.2　连接电源，开机自检。

6.3.2.3　绑扎止血带

6.3.2.3.1　肌肉丰富位置：一般上肢置于上臂近端 1/3 处，下肢应置于大腿中上 1/3 处，距离手术部位 10～15cm 以上。

6.3.2.3.2　环套保护衬垫：置于使用止血带袖套部位。衬垫应软、无褶皱、全包裹。

6.3.2.3.3　缠绕止血带：应轻微加压于保护衬垫外肢体肌肉较丰富部位；使用止血带锁扣或绑带缠绕固定止血带外层，松紧适宜。止血带连接管朝头侧。若袖套接近无菌区域，应选择无菌袖套。

6.3.2.4　止血带连接管与主机出气口紧密连接。

6.3.2.5　设置止血带压力参数值及时间参数值：止血带充气压由外科医师或麻醉医生根据患者手术部位、病情、手术时间、收缩压等决定。一般标准设定值：上肢 200～250mmHg、时间<60min；下肢 300～350mmHg、时间<90min。如根据患者血压设定，上肢压力为患者收缩压加 50～75mmHg，下肢压力

为患者收缩压加 100~150mmHg。

6.3.2.6　驱血充气：先抬高患侧肢体，驱血带彻底驱血后；快速充气，压力达到设定值停止充气，放平肢体。四肢恶性肿瘤手术、开放性创伤禁止驱血。

6.3.2.7　设定报警提示音：倒计时为 10min、5min、1min 时，及时提示医生。

6.3.2.8　止血带放气：放气应缓慢、逐步进行；如双侧肢体使用止血带时，不应同时放气。

6.3.3　操作后

6.3.3.1　检查患者皮肤有无损伤。

6.3.3.2　关闭电源开关，整理电动气压止血仪及附件。

6.3.3.3　记录止血带使用情况。

6.4　观察要点

6.4.1　设备运转情况。

6.4.2　手术野的止血效果，气压止血带压力表有无漏气等问题。

6.4.3　绑扎松紧度　以能容纳一指为宜，过紧易造成止血处皮肤、神经、血管、肌肉的损伤，甚至引起肢体远端坏死；过松达不到止血的目的。肥胖患者扎止血带时，注意皮肤平整。

6.4.4　术中关注患者生命体征变化。

6.4.5　术后检查患者止血带处皮肤有无水疱、淤血、破溃、疼痛等皮肤受损情况，手术室巡回护士与病房责任护士做好皮肤情况交接工作。

6.5　注意事项

6.5.1　遵循生产厂家的使用说明进行操作。

6.5.2　遵医嘱使用气压止血带，并与手术医生、麻醉医生再次复述、核对确认，记录时间。

6.5.3　如需继续使用时，应先放气 10～15min 后再充气并重新计时。重复使用时，充气时间应缩短，间歇时间相对延长，缩短肢体缺血时间。

6.5.4　严格掌握止血带使用禁忌证、压力和时间，避免发生止血带并发症。

6.5.5　高原使用止血带时，应严格控制使用时限和压力，尽量缩短在 60min 内。

6.5.6　把握好使用止血带的部位及松紧度，并加以内衬垫保护皮肤。

6.5.7　提示音应调至工作人员可清晰听到的音量。

6.5.8　双侧肢体同时使用气压止血带应将设备、线材标示清楚。

6.5.9　止血带放气：应注意速度，关注生命体征，遵医嘱调节输液速度。

6.5.10　操作人员需经过气压止血带的培训后方可进行操作。

6.5.11　使用后的止血带均应及时清洁，保证清洁、无污垢、无血迹残留。

6.5.12　仪器应定期检测、校正及保养，并做好记录。

7　手术无影灯

7.1　评估

7.1.1　环境评估　温度、湿度应符合手术室标准。

7.1.2　设备评估

7.1.2.1　安装评估

7.1.2.1.1 无影灯通常固定安装在天花板上，通过预埋钢结构支架安装固定组件。无影灯的工作距离（灯头离术野区域）一般为 70~160cm，最佳为 100cm。

7.1.2.1.2 无影灯应根据手术要求和手术室面积进行配置，需有独立开关、可调节亮度和光斑以及色温等功能按键。可选配墙面控制系统、内置摄像系统、旁置摄像系统、一体化信息模块、铅屏风显示器挂架等。

7.1.2.2 功能评估：无影灯使用前，需对各组成部分进行功能评估。功能正常方可投入使用。

7.1.2.3 使用评估

7.1.2.3.1 活动度调节：无影灯悬臂根据功能可垂直升级或水平旋转移动，各关节臂的连接处可绕关节部位进行 340°或 360°旋转，操作灵活，定位准确。

7.1.2.3.2 照度调节：可根据手术需求进行调节，照度范围为 4 万~16 万 Lux。超过 16 万照度会伤害医护人员的眼睛，故欧洲电工组织和中国无影灯行业标准规定，无影灯最高照度应≤16 万 Lux。

7.1.2.3.3 光斑调节：无影灯应有可调节光斑的功能，不同光斑尺寸以适应不同大小的手术区域。

7.1.2.3.4 色温调节：部分高档 LED 无影灯会增加色温调节的功能模式，便于降低医生眼睛疲劳度或提高医生兴奋度，以及在不同手术类型中，更容易分辨术野组织。

7.1.2.3.5 配置选择：根据实时拍摄和录制手术进程需要，可选择旁置摄像系统或者内置摄像头，以及配置相应的显示器等。

7.2 操作要点

7.2.1 检查无影灯外观和各关节臂，确认功能是否正常。

7.2.2 打开控制面板上的无影灯总电源开关（图 6-7-1）。

7.2.3　打开按键面板上的灯头开关。

7.2.4　安装对应的灭菌手柄。

7.2.5　调节无影灯的灯头扶手或者手柄，将灯头调到合适位置和高度。

7.2.6　根据术者习惯或者手术类型的需求，调节合适的色温、光斑大小及亮度。

7.2.7　使用结束，应先将亮度调小，再关闭灯头开光，再关闭控制面板上的总电源开关"并将手术灯复位放置。

7.2.8　若是作为腔镜手术的引导光源，则按腔镜模式按键进行切换。

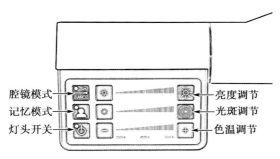

图 6-7-1　无影灯控制面板

7.3　清洁、消毒、灭菌

7.3.1　每日启用前或手术结束后，用清水清洁无影灯表面。

7.3.2　发生血液、体液污染遵循先清洁，再消毒原则。消毒时应选用中性消毒剂，避免强碱强酸接触灯表面。

7.3.2　无影灯手柄灭菌应依据生产厂商说明选择灭菌方法，并遵循《医院消毒供应中心第 2 部分：清洗消毒及灭菌技术操作规范》WS310.2 相关规定执行。

7.4　日常检查维护

7.4.1　每日对无影灯功能进行检查，确保备用状态。

7.4.2　定期检查无影灯主体及各功能键及关节松动情况。

7.4.3　定期检查无影灯的阻尼情况，避免灯臂灯头漂移现象。

7.4.4　定期检查无影灯的弹簧力度，避免弹力不足或者弹力过载现象发生。

7.4.5　发现问题及时报设备科或厂家进行维护保养。

8　手术床

8.1　分类

8.1.1　根据驱动方式可分为　电动驱动式手术床、液压驱动式手术床、机械驱动式手术床。

8.1.2　根据床面材质可分为　不锈钢合金手术床、碳纤维手术床、磁兼容手术床等。

8.1.3　根据底座固定方式可分为　移动式手术床、固定式手术床。

8.1.4　根据适用范围可分为　多功能、显微外科、牵引、透视、磁兼容、转运功能等手术床。

8.2　基本结构（以电动驱动式手术床为例）

8.2.1　主体结构　手术床面、床柱、底座和遥控器四部分（图6-8-1）。

8.2.2　配件　各类固定设备、支撑设备等，包括手术床垫、托手板、各式挡板和头托、腿架、约束带、麻醉头架、牵引支架等（图 6-8-2）。

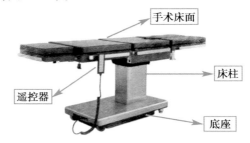

图 6-8-1　手术床主体结构

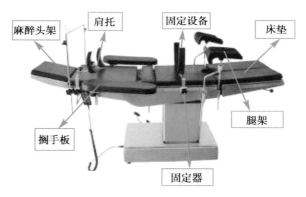

图 6-8-2　手术床配件

8.3　评估

8.3.1　环境

8.3.1.1　手术间：环境整洁，地面清洁、干燥。

8.3.1.2　放置位置：手术床中心线应与手术间长轴重合，手术床底座中心点应为手术间长轴与短轴十字交叉点，头侧手术床床边距墙不应小于 1.8m，主要术野应位于送风面中心区域。

8.3.2　手术床

8.3.2.1　外观完整、清洁，床板平整、稳固。

8.3.2.2 配件类型符合手术需求。

8.3.2.3 各项功能状态正常。

8.3.3 患者、手术

8.3.3.1 根据患者身高、体重和手术类别等选择合适的手术床及配件。

8.4 操作要点

8.4.1 检查 电源或蓄电量状态、锁定状态。

8.4.2 固定 正确选择并妥善固定各类配件。

8.4.3 调节 根据手术患者转运及手术需求调节手术床的高度或倾斜角度。调节时提醒术者暂停操作，告知麻醉医生及清醒患者。

8.4.4 观察 随时观察手术床及配件的稳定性。

8.4.5 整理 手术结束后按照第八篇感染控制管理"手术室环境表面清洁与消毒"内容对手术床及各个配件进行清洁与消毒，定位放置，将手术床还原至初始状态。

8.5 注意事项

8.5.1 按照手术床及配件的厂家使用说明书操作。

8.5.2 操作者应熟悉手术床的性能及操作方法。

8.5.3 手术床底座及电源线上不应放置物品、配件或重物，防止碾压电源线。

不应喷洒或冲洗底座，防止电控系统短路损坏、零件生锈或故障。

8.5.4 避免手术患者身体直接接触床体的金属部位。

8.5.5 调节手术床时，应检查周围设备及患者身体各部位，避免发生意外伤害。

8.5.6 发现功能异常时应及时报修。

8.5.7　定期由专业人员维护保养并记录。

8.5.8　定期充电、放电操作，延长蓄电池使用寿命。

9　除颤仪

9.1　目的

规范除颤仪的操作规程，指导手术室护士正确评估和使用。减少操作过程中的安全隐患，最大限度地确保术中患者及医务人员的安全。

9.2　胸外除颤

9.2.1　原理　用高功率与短时限的电脉冲通过胸壁或直接通过心脏，在短时间内使全部心肌纤维同时除极，中断折返通路，消除易位兴奋灶，使窦房结重新控制心律，转复为正常的窦房心律。

9.2.2　评估

9.2.2.1　患者

9.2.2.1.1　心电波形显示室颤。

9.2.2.1.2　身体不能与金属物品接触。

9.2.2.1.3　除颤部位无潮湿、无敷料。

9.2.2.1.4　如患者体内有可植入式医学装置，电极板的位置应距离此装置 8cm 以外。

9.2.2.2　操作者：除颤前操作者及周围人员无直接或间接与患者接触。

9.2.2.3　环境：避免高氧环境，注意电外科设备使用状态。

9.2.3　操作前用物准备　除颤仪、医用导电膏、纱布、除颤电极片。

9.2.4　操作要点

9.2.4.1　遵照生产厂家说明书使用。

9.2.4.2　遵医嘱选择除颤模式。

9.2.4.3　能量选择

9.2.4.3.1　遵医嘱选择输出能量参数。

9.2.4.3.2　根据《美国心脏协会（AHA）心肺复苏与心血管急救指南》：双相波除颤能量的选择，建议根据生产厂家推荐（如初始能量为120~200J），若不清楚推荐值时，使用仪器的最大值，第二次或以后的能量需要等于或必要时高于首次能量；单相波除颤能量建议选择360J；小儿除颤，初始能量选择2J/kg，第二次能量选择4J/kg，后继能量需要等于或者高于4J/kg，最大能量10J/kg或不高于成人剂量。

9.2.4.4　成人电极板位置

9.2.4.4.1　前-侧位：一个电极板放在右前壁锁骨下，另一个电极板放在心尖（左乳头左侧，其中心位于腋中线上）。此位置是默认电极板位置，可以根据个别患者的特征，考虑使用以下三个替代电极板位置。

9.2.4.4.2　前-后位：一个电极板放在左肩胛下区，另一个电极板放在胸骨左缘第四肋间水平。

9.2.4.4.3　前-左肩胛下位：一个电极板放在右前壁锁骨下，另一个电极板放在背部左肩胛下。

9.2.4.4.4　前-右肩胛下位：一个电极板放在心尖部，另一个电极板放在背后右肩胛下。

9.2.4.5　儿童电极板位置

9.2.4.5.1　一个电极板放在右上胸，另一个电极板放在心尖部（左肋缘上左乳头略左）。

9.2.4.5.2　一个电极板放在左胸骨旁，另一电极板放在背部上方或肩胛骨下方，两电极板之间的距离约3cm。

9.2.5　注意事项

9.2.5.1 应严格按照生产厂家说明书进行操作。

9.2.5.2 除颤仪应处于充电备用状态，定点放置，定期维护，每日检测并将检测结果打印存档，专人管理。

9.2.5.3 应使用配套的电极板、医用导电膏。

9.2.5.4 均匀涂抹医用导电膏。

9.2.5.5 将电极板直接贴附于患者的除颤部位，两电极板之间距离大于等于10cm，并确认接触良好。

9.2.5.6 如患者植入起搏器或心律转复除颤仪（ICD）应避免将电极板直接放在植入装置上，电极板的位置应距离上述装置≥8cm。

9.2.5.7 使用多功能电极片时，应确保电极片与皮肤完全紧密贴合，避免气穴形成导致患者皮肤烧伤。

9.2.5.8 操作者在除颤前应提示周围人员不得触碰患者及手术床，并双臂伸直，将电极板紧贴胸壁，下压力度4~11kg。

9.2.5.9 除颤后清洁整理除颤仪，并做好使用登记。

9.3 胸内除颤

9.3.1 原理 以电脉冲直接通过心脏，在短时间内使全部心肌纤维同时除极，中断折返通路，消除异位兴奋灶，使窦房结重新控制心律，转复为正常的窦房心律，常用于直视心脏手术中的电除颤。

9.3.2 评估

9.3.2.1 患者：年龄、心脏体积大小、心律失常的类型；身体不能与金属物品接触。

9.3.2.2 操作者：除颤前操作者及周围人员无直接或间接与患者接触。

9.3.2.3 环境：避免高氧环境，注意电外科设备使用状态。

9.3.3　操作前用物准备　除颤仪、无菌除颤电极板、生理盐水等。

9.3.4　电极板型号选择　根据年龄及心脏体积大小选择成人型号或婴幼儿型号。

9.3.5　操作要点

9.3.5.1　遵照生产厂家说明书使用。

9.3.5.2　遵医嘱选择除颤模式

9.3.5.3　能量选择：建议成人首次能量为10J，之后增至20J，最大为30J；儿童首次能量为5J，之后增至10J，最大为20J。

9.3.5.4　位置选择：将电极板分别放置在左、右心室处，使电极板与心脏表面紧密接触。

9.3.6　注意事项

9.3.6.1　根据患者年龄及心脏体积大小准备直径、大小适宜的电极板。

9.3.6.2　除颤前用生理盐水湿润电极板的金属接触面。

9.3.6.3　除颤前操作者应提示周围人员不要触碰患者及手术床。

9.3.6.4　暂不使用时将电极板妥善放置于器械台上，避免置于潮湿环境中；电极板应反方向放置，避免不慎触发；避免电极板与患者皮肤直接接触，以免发生漏电。

9.4　同步直流电复律

9.4.1　选择能量适应证

9.4.1.1　室上性心动过速：成人心房颤动心脏复律推荐双相波初次能量是120~200J，如果初次电击失败，操作者应逐步增加能量；单相波复律初次能量200J，如果不成功则逐渐增加能量。成人心房扑动和其他室上性心动过速的电复律初始能量为50~100J，如果初次电击失败，操作者应逐步增加能量。

儿童室上性心动过速的电复律，使用起始能量为 0.5~1J/kg。如果不成功，增加到 2J/kg。

9.4.1.2 室性心动过速：成人有脉搏的单形性室性心动过速（波形和节律规则）使用初始能量 100J 的单相或双相波电复律，如果第一次电击没有反应，逐步增加能量。成人多形性或无脉搏室性心动过速（波形和节律不规则）治疗同室颤。

儿童电复律推荐开始能量为 0.5~1J/kg。如果失败，增加至 2J/kg。

9.4.2 同步（SYNC）-同步心脏电复律操作要点

9.4.2.1 连接心电导联线至患者胸壁，机器设置为监护模式，确认心律失常类型，并可看见明显的 QRS 波。

9.4.2.2 按同步（SYNC）按钮。

9.4.2.3 遵医嘱选择能量、充电、放电。

9.5 成人与儿童除颤参数对比（表 6-9-1）

表 6-9-1 除颤部位、电极板型号、放置位置、能量选择

人群 项目	成人	儿童
除颤电极型号	8~12cm	>10kg（>大约1岁）使用成人型号（8~10cm） <10kg 使用婴儿型号
放置位置	前-侧位、前-后位、前-左肩胛下、前-右肩胛下	右侧胸部上方及心尖部（另一种电极安放位置：一个电极放在左胸骨旁，另一电极放在背部上方、肩胛骨下方）

人群 项目				成人	儿童
能量	非同步	室颤		单相波	360J	初始能量选择2J/kg，第二次能量选择4J/kg，后续能量需要等于或者高于4J/kg，最大能量不超过10J/kg或不高于成人剂量
			双相波	如初始能量为120~200J，第二次或以后的能量需要等于或必要时高于首次能量	
	同步	室上性心动过速	房颤	单相波	初始能量200J，初次电击失败应逐步增加能量	初始能量选择0.5~1J/kg，初次电击失败能量增加至2J/kg
				双相波	初始能量100~120J，初次电击失败应逐步增加能量	
			房扑及其他室上性心动过速		初始能量50~100J，初次电击失败应逐步增加能量	
		室性心动过速	单形性室性心动过速（波形和节律规则）		初始能量100J	
			多形性室性心动过速（波形和节律不规则）		非同步电复律，同室颤	

7

第七篇　手术物品清点

1 概述

1.1 目的

为手术医务人员提供手术物品清点的操作规范，以防止手术物品遗留，保障手术患者的安全。

1.2 适用范围

适用于各种不同的医疗环境，包括住院部手术室、门诊手术室、日间手术室等实施创伤性诊疗的区域。

2 术语

2.1 手术清点物品

手术清点物品（surgical count items）包括手术敷料、手术器械、手术特殊物品。

2.2 手术敷料

手术敷料（dressing）指用于吸收液体、保护组织，压迫止血或牵引组织的纺织物品。包括纱布、纱垫、纱条、宫纱、消毒垫、脑棉片、棉签等。

2.3 手术器械

手术器械（instruments）指用于执行切割、剥离、抓取、牵拉、缝合等特定功能的手术工具或器械。如血管钳、组织剪、牵开器、持针器等。

2.4 杂项物品

杂项物品（miscellaneous items）指无菌区域内所需要清点的各种物品。包括一切有可能遗留在手术切口内的物品，如阻断带、悬吊带、尿管等。

2.5 体腔

体腔（cavity）指人体内容纳组织及脏器的腔隙。通常包括颅腔（含鼻腔）、胸腔、腹腔（含盆腔）及关节腔。

2.6 手术物品遗留

手术物品遗留（retained surgical items）指手术结束后手术物品意外地遗留在患者体内。

3 物品清点要求和原则

3.1 手术物品清点时机

3.1.1 第一次清点，即手术开始前。
第二次清点，即关闭体腔前。
第三次清点，即关闭体腔后。
第四次清点，即缝合皮肤后。

3.1.2 增加清点次数时机 如术中需交接班、手术切口涉及两个及以上部位或腔隙，关闭每个部位或腔隙时均应清点，如关闭膈肌、子宫、心包、后腹膜等。

3.2 不同类型手术需清点的物品

3.2.1 体腔或深部组织手术应包括手术台上所有物品。如手术器械、缝针、手术敷料及杂项物品等。

3.2.2 浅表组织手术应包括但不仅限于手术敷料、缝针、刀片、针头等杂项物品。

3.2.3 经尿道、阴道、鼻腔等内镜手术应包括但不仅限于敷料、缝针，并检查器械的完整性。

3.3 手术物品清点原则

3.3.1 双人逐项清点原则 清点物品时洗手护士与巡回护士应遵循一定的规律，共同按顺序逐项清点。没有洗手护士时由巡回护士与手术医生负责清点。

3.3.2 同步唱点原则 洗手护士与巡回护士应同时清晰说出清点物品的名称、数目及完整性。

3.3.3 逐项即刻记录原则 每清点一项物品，巡回护士应即刻将物品的名称和数目准确记录于物品清点记录单上。

3.3.4 原位清点原则 第一次清点及术中追加需清点的无菌物品时，洗手护士应与巡回护士即刻清点，无误后方可使用。

4 注意事项

4.1 医疗机构应有物品清点制度和相关的应急预案，明确规定清点的责任人、要求、方法及注意事项等，所有相关医务人员应遵照执行。

4.2 手术室应规范器械台上物品摆放的位置，保持器械台的整洁有序。

4.3　手术前

4.3.1　巡回护士需检查手术间环境，不得遗留上一台手术患者的任何物品。

4.3.2　洗手护士应提前 15~30min 洗手，保证有充足的时间进行物品的检查和清点。在手术的全过程中，应始终知晓各项物品的数目、位置及使用情况。

4.3.3　清点时，洗手护士与巡回护士须双人查对手术物品的数目及完整性。巡回护士进行记录并复述，洗手护士确认。

4.4　手术中

4.4.1　应减少交接环节，手术进行期间若患者病情不稳定、抢救或手术处于紧急时刻物品交接不清时，不得交接班。

4.4.2　严禁用器械或敷料等物品作他用，术中送冰冻切片、病理标本时，严禁用纱布等包裹标本。

4.4.3　手术物品未经巡回护士允许，任何人不应拿进或拿出手术间。

4.4.4　医生不应自行拿取台上用物，暂不用的物品应及时交还洗手护士，不得乱丢或堆在手术区。

4.4.5　洗手护士应及时收回暂时不用的器械；监督术者及时将钢丝、克氏针等残端、剪出的引流管碎片等物品归还，丢弃时应与巡回护士确认。

4.4.6　台上人员发现物品从手术区域掉落或被污染，应立刻告知巡回护士妥善处理。

4.4.7　关闭体腔前，手术医生应配合洗手护士进行清点，确认清点无误后方可关闭体腔。

4.4.8　每台手术结束后应将清点物品清理出手术间，更换垃圾袋。

4.4.9 术前怀疑或术中发现患者体内有手术遗留异物，取出的物品应由主刀医生、洗手护士和巡回护士共同清点，详细记录，按医院规定上报。

5 手术敷料清点

5.1 手术切口内应使用带显影标记的敷料。

5.2 清点纱布、纱条、纱垫时应展开，并检查完整性及显影标记。

5.3 手术中所使用的敷料应保留其原始规格，不得切割或做其他任何改型。特殊情况必须剪开时，应及时准确记录。

5.4 体腔或深部组织手术中使用有带子的敷料时，带子应暴露在切口外面。

5.5 当切口内需要填充治疗性敷料并带离手术室时，主刀医生、洗手护士、巡回护士应共同确认置入敷料的名称和数目，并记录在病历中。

6 清点意外情况的处理

6.1 物品数目及完整性清点有误时，立即告知手术医生共同寻找缺失的部分或物品，必要时根据物品的性质采取相应辅助手段查找，确保不遗留于患者体内。

6.2 若找到缺失的部分和物品时，洗手护士与巡回护士应确认其完整性，并放于指定位置，妥善保存，以备清点时核查。

6.3 如采取各种手段仍未找到，应立即报告主刀医生及护士长，X线辅助确认物品不在患者体内，需主刀医生、巡回护士和洗手护士签字、存档，按清点意外处理流程报告，填写清点意外报告表，并向上级领导汇报。

8

第八篇　感染控制管理

1　概述

1.1　目的

为手术室护士提供手术室感染控制管理的指导原则及意见，以减少感染不良事件发生，保障患者安全。

1.2　适用范围

适用于手术室、心导管室、介入室及其他实施有创检查及治疗的部门。

2　术语

2.1　污染物

污染物（fomite）指已被有活力的病原体（细菌、病毒）污染的物体，并可以将病原体继续播散给其他宿主。

2.2　医院认证洗涤机构

医院认证洗涤机构（health care-accredited laundry facility）指通过卫生主管部门审查合格的洗涤医用织物的机构，具有完善洗涤消毒管理规章制度，并定期进行人员培训及考核。

2.3　手术服装

手术服装（surgical attire）指手术区域穿着的专用工作服，

包括刷手服、手术衣、外科口罩、帽子、个人防护用品、保暖夹克、外出衣等。

2.4 刷手服

刷手服（scrub attire）指进行外科无菌手术前外科手消毒时所穿着的专用洁净服装。

2.5 手术衣

手术衣（surgical gown）指针对外科手术无菌要求而设计的专用服装。其性能要求应符合 YY/T 0506.2 的规定。

2.6 外科口罩

外科口罩（surgical mask）指用于覆盖住使用者的口、鼻及下颌，为防止病原体微生物、体液、颗粒物等的直接透过提供物理屏障，其性能要求应符合 YY/0469 的规定。

2.7 个人防护用品

个人防护用品（personal protective equipment，PPE）用于保护医务人员避免接触感染性因子的各种屏障用品。包括手套、护目镜、防护面罩、防水围裙、隔离衣、防护服、防护拖鞋、鞋套等。

2.8 环境表面

环境表面（environmental surface）包括固定表面和移动表面。固定表面指手术室内部建筑装修的表面，如墙面、地面、天花板、手术灯、吊塔、门、壁柜等；移动表面指非固定的设备，如麻醉机、监护仪、手术用的各种仪器、手术床、治疗车、托盆等。

2.9　环境表面清洁

环境表面清洁（environmental surface cleaning）指消除环境表面有机物、无机物和可见污染物的过程。

2.10　随时清洁/消毒

随时清洁/消毒（concurrent cleaning/disinfection）指对手术患者的体液、血液、排泄物、分泌物等造成的环境表面的污染所开展的及时清洁/消毒的过程。

2.11　终末清洁/消毒

终末清洁/消毒（terminal cleaning/disinfection）指每日手术结束后或感染手术结束后进行环境表面的彻底清洁/消毒的过程。

2.12　低度环境污染风险区域

低度环境污染风险区域（low risk of functional area）指没有患者到达或只短暂停留的区域。如无菌物品储存间、药品间、日用品库房、仪器设备间、办公室、生活区等。

2.13　中度环境污染风险区域

中度环境污染风险区域（medium risk of functional area）指有患者体液、血液、排泄物、分泌物对环境表面存在潜在污染的可能性的区域。如手术患者出入门口、患者等候区、走廊、术前准备间、复苏室、病理间等。

2.14 高度环境污染风险区域

高度环境污染风险区域（high risk of functional area）手术患者长时间停留以及患者体液、血液、排泄物、分泌物随时可能对环境表面造成污染的区域。如手术间、污物间等。

2.15 高频接触表面

高频接触表面（high-touch surface）指手术过程中被患者的身体、手术人员的手频繁接触的环境表面，如手术床、手术床遥控器、约束带、仪器车、仪器设备、输液架、键盘、门开关、踏脚板等。

2.16 污点清洁/消毒

污点清洁/消毒（spot cleaning/disinfection）指对被患者的体液、血液、排泄物、分泌物等少量（<10ml）、小范围污染的环境表面进行的清洁与消毒处理。

2.17 消毒湿巾

消毒湿巾（disinfection wet wipes）指以无纺布等一次性使用的吸湿清洁材料为载体、含有消毒剂和表面活性剂、对环境表面具有清洁消毒作用的产品。

2.18 清洁工具

清洁工具（cleaning products）指用于清洁和消毒的用品，如抹布、地巾、水桶、家政手套、洁具车等工具。

2.19 清洁工具的复用处理

清洁工具的复用处理（reprocessing of cleaning-product）指对可重复使用的清洁工具，在其使用后或污染后进行有效地清洗与消毒的处置过程。

2.20 热力型清洗-消毒机

热力型清洗-消毒机（thermal washer-disinfector）指用于清洁工具复用处置、具有温度-时间窗控制的自动洗涤设备。热力消毒要求 A0 值 = 600，相当于 71℃/25min，80℃/10min，90℃/1min，或 93℃/30s。

2.21 医疗废物

医疗废物（medical waste）又称为医疗垃圾。是指医疗卫生机构在医疗、预防、保健以及其他相关活动中产生的具有直接或者间接感染性、毒性以及其他危害性的废物。

2.22 感染性废物

感染性废物（Infectious waste）指携带病原微生物具有引发感染性疾病传播危险的医疗废物。

2.23 病理性废物

病理性废物（pathological waste）指诊疗过程中产生的人体废弃物和医学实验动物尸体等。

2.24 损伤性废物

损伤性废物（injury waste）指能够刺伤或者割伤人体的废

弃的医用锐器。

2.25　药物性废物

药物性废物（drug waste）指过期、淘汰、变质或者被污染的废弃的药品。

2.26　化学性废物

化学性废物（chemical waste）指具有毒性、腐蚀性、易燃易爆性的废弃的化学物品。

2.27　放射性废物

放射性废物（radioactive waste）指含有放射性核素或者被放射性核素污染，其放射性核素浓度或者比活度大于国家确定的清洁解控水平，预期不再使用的废弃物。根据其特性及对人体健康和环境的潜在危害程度，分为高、中、低水平。

2.28　一次性使用卫生用品

一次性使用卫生用品（use sanitary supplies at one time）指使用一次后即丢弃的，与人体直接或者间接接触的，并为达到人体生理卫生或者卫生保健目的而使用的各种日常生活用品。

2.29　一次性使用医疗用品

一次性使用医疗用品（use medical supplies at one time）指临床用于患者检查、诊断、治疗、护理的手套、吸痰管、帽子、口罩、鞋套、治疗巾等接触完整黏膜、皮肤的各类一次性使用医疗、护理用品。

2.30 一次性医疗器械

一次性医疗器械（disposable medical equipment）指《医疗器械管理条例》及相关配套文件所规定的用于人体的一次性仪器、设备、器具、材料等物品。

2.31 生活垃圾

医院内产生的生活垃圾（living rubbish）按照属性分为有害垃圾、易腐垃圾、可回收物和其他垃圾四类。

3 手术人员着装

3.1 目的

为医护人员在手术区域内规范穿着手术服装提供指导性意见，有助于保护患者和工作人员安全，降低手术部位感染（SSI）的风险。

3.2 着装原则

3.2.1 工作人员由专用通道进入手术室，在指定区域内更换消毒的手术服装及拖鞋，帽子应当完全遮盖头发，口罩遮盖口鼻面部。特殊手术，如关节置换等手术建议使用全围手术帽。

3.2.2 保持刷手服清洁干燥，一旦污染应及时更换。

3.2.3 刷手服上衣应系入裤子内。

3.2.4 内穿衣物不能外露于刷手服或参观衣外，如：衣领、衣袖、裤腿等。

3.2.5　不应佩戴不能被刷手服遮盖的首饰（戒指、手表、手镯、耳环、珠状项链），不应化妆、美甲。

3.2.6　进入手术室洁净区的非手术人员（检查人员、家属、医学工程师）可穿着隔离衣，完全遮盖个人着装，更换手术室拖鞋并规范佩戴口罩、帽子。

3.2.7　手术过程如果可能产生血液、体液或其他感染物飞溅、雾化、喷出等情况，应正确佩戴防护用品，如防护眼镜、防护面罩等。

3.2.8　工作人员出手术室时（送患者回病房等），应穿着外出衣和鞋。

3.3　手术服装基本要求

3.3.1　刷手服所使用的面料应具备紧密编织、落絮少、耐磨性强等特点。刷手服也可使用抗菌面料来制作。

3.3.2　面料应符合舒适、透气、防水、薄厚适中、纤维不易脱落、不起静电等要求。

3.3.3　手术室内应穿防护拖鞋，防止足部被患者体液血液污染，或被锐器损伤。拖鞋应具备低跟、防滑、易清洗消毒等特点。

3.3.4　刷手服在每天使用后或污染时，应统一回收并送至医院认证洗涤机构进行洗涤。

3.3.5　洗涤后的刷手服应使用定期清洁、消毒的密闭车或容器进行存放、转运。

3.3.6　无菌手术衣应完好无破损且系带完整，术中穿着应将后背完全遮盖并系好系带。

3.4　注意事项

3.4.1　刷手服及外科口罩一旦被污染物污染或可疑污染

时，须立即更换。

3.4.2　外科口罩摘下后应及时丢弃，摘除口罩后应洗手。如需再次使用时，应将口罩内面对折后放在相对清洁的刷手服口袋内。

3.4.3　工作人员穿着保暖夹克为患者进行操作时，应避免保暖夹克污染操作部位。

3.4.4　如工作人员身体被血液、体液大范围污染时，应淋浴或洗澡后更换清洁刷手服。

3.4.5　使用后的刷手服及保暖夹克应每天更换，并统一回收进行清洗、消毒，不应存放在个人物品柜中继续使用。

3.4.6　手术帽应每天更换，污染时应立即更换。

3.4.7　防护拖鞋应"一人一用一消毒"。

3.4.8　外出衣应保持清洁，定期更换、清洗、消毒。

4　手术室环境表面清洁与消毒

4.1　目的

提供手术室环境表面清洁与消毒的方法，确保手术患者安全。

4.2　管理基本要求

应结合本手术室的实际工作情况，建立组织管理体系、健全各项规章制度，明确各岗位人员的职责。

4.2.1　医院感染管理部门　应参与手术室环境表面清洁与消毒的质量监督，并定期对环境卫生服务机构人员进行业务指导。

4.2.2 手术室

4.2.2.1 应将手术室环境表面清洁与消毒的管理纳入手术室质量管理体系中。

4.2.2.2 设立专人负责管理，定期进行检查与监测，及时总结分析与反馈，发现问题应及时纠正。

4.2.3 医护人员 应熟悉手术室环境表面清洁与消毒的原理和方法，有责任参与、维护和监督管理。

4.2.3.1 负责使用中设备与仪器的日常清洁与消毒工作。

4.2.3.2 对手术过程发生的小面积患者体液、血液等污染时，应随时清洁与消毒。

4.2.3.3 负责监督、指导保洁员对仪器设备等进行清洁与消毒。

4.2.4 环境卫生服务机构（或单位内部承担部门）

4.2.4.1 保洁队伍稳定，人力配备满足需求。

4.2.4.2 应对保洁员进行上岗培训和定期继续教育，包括医院感染预防与控制的基本知识与基本技能等。

4.2.4.3 应制定标准化的清洁与消毒方法操作规程，包括：工作流程、时间和频率；清洁剂与消毒剂名称、配制浓度、监测浓度方法、作用时间以及更换频率等。

4.2.4.4 保洁人员：负责除诊疗设备与仪器以外的所有环境表面的日常清洁与消毒；在医务人员指导下对设备与仪器等进行终末清洁和消毒。

4.3 清洁与消毒原则

4.3.1 应根据不同环境污染风险区域和卫生等级管理要求，选择清洁卫生的方式、强度、频率和制剂。具体要求见表8-4-1。

表 8-4-1 不同等级的环境污染风险区域的日常清洁与消毒管理

环境污染风险分类	不同环境污染风险区域划分	环境清洁等级分类	方式	频率	标准
低度环境污染风险区域	无菌物品储存间、药品间、库房、仪器设备间、办公室、生活区等	清洁级	湿式卫生	1~2 次/日	要求达到区域内环境干净、干燥、无尘、无污垢、无碎屑、无异味等
中度环境污染风险区域	手术患者出入门口、患者等候区、走廊、术前准备间、复苏室、病理间等	卫生级	湿式卫生，可采用清洁剂辅助清洁	1. 物表 1~2 次/日 2. 地面视污染程度，制订拖擦频率，不少于 2~3 次/日	要求达到区域内环境表面细菌菌落总数 ≤ 10cfu/cm²，或自然菌减少 1 个对数值以上
高度环境污染风险区域	手术间、污物间等	消毒级	1. 湿式卫生，可采用清洁剂辅助清洁 2. 高频接触的环境表面，实施中、低水平消毒	1. 接台手术结束后 2. 当天手术全部结束后	要求达到区域内环境表面菌落总数符合 GB 15982 要求，不得检出目标微生物

注：各类风险区域的环境表面一旦发生患者体液、血液、排泄物、分泌物等污染时应立即实施污点清洁与消毒

4.3.2　应采取湿式清洁方法，遵循先清洁，再消毒的原则。

4.3.3　清洁时应有序进行，遵循由上而下、由周围区到中心区、由清洁区到污染区的原则。

4.3.4　对于少量（<10ml）的溅污，先清洁再消毒；或使用消毒湿巾直接擦拭，实现清洁-消毒一步法完成。对于大量（>10ml）的溅污，先采用吸附材料覆盖、消毒清除后，再实施清洁消毒措施。

4.3.5　注意保护地面，避免塑胶地面破损而形成生物膜。碘作为一种经典的消毒成分广泛用于皮肤消毒，但具有强氧化性，易造成塑胶地板黄染、腐蚀、缺损，推荐使用可擦型碘制剂。

4.3.6　对难清洁或不宜频繁擦拭的表面，采用屏障保护，推荐使用铝箔、塑料薄膜等覆盖物，"一用一更换"，或一用一清洁/消毒，如电脑键盘等。

4.3.7　精密仪器设备表面的清洁与消毒时，应参考仪器设备说明书，关注清洁剂与消毒剂的兼容性，选择适合的清洁与消毒产品。

4.3.8　使用的消毒剂应现用现配。高度环境污染风险区域地面消毒采用 500~1000mg/L 有效氯的消毒液擦拭，作用10min，物体表面消毒方法同地面或采用 1000~2000mg/L 季铵盐类消毒液擦拭。

4.3.9　使用后或污染的擦拭布巾、地巾等不应重复浸泡至使用中的清水、清洁剂和消毒剂溶液中。

4.4　日常清洁与消毒

4.4.1　手术间

4.4.1.1　每日启用前：宜用清水进行物表清洁。

4.4.1.2　术中：发生血液、体液污染手术台周边物体表面、地面及设备或疑似污染时应立即对实施污点清洁与消毒。

4.4.1.3 术后

4.4.1.3.1 接台手术之间：应对手术台及周边至少1~1.5m范围的高频接触物表进行清洁与消毒。

4.4.1.3.2 全天手术结束：应对所有物体表面进行终末清洁/消毒（可除2m以上的墙面、天花板）。

4.4.1.4 每周：应对手术间所有物面（包括高空处表面）、回风口、送风口进行清洁/消毒。

4.4.2 辅助间、走廊、生活区 物体表面每天清洁至少1~2次；地面视污染程度制订拖擦频率，每天不少于2~3次，保持地面干净、干燥、无尘、无污垢、无碎屑、无异味等。

4.4.3 手术患者出入门口地面 应随时保持过道地面清洁。进入手术室的推车、医疗用品、设备等应保持清洁。

4.4.4 洗手池 有防溅设施，管道不应裸露，池壁光滑无死角，应每日清洁和消毒。

4.4.5 朊病毒、气性坏疽、呼吸道传染病及突发原因不明的传染性疾病患者手术结束后，应按《医疗机构消毒技术规范》（WS/T 367-2012）要求进行终末清洁消毒。开放性肺结核患者建议在专科医院集中收治，如需手术应安排在负压手术间进行，包括术后复苏。

4.5 清洁工具的管理

4.5.1 不同区域的清洁工具应有明确标识，区分使用。

4.5.2 清洁工具的配置数量、复用处置设施应与手术室规模相匹配。

4.5.3 擦拭布巾和地巾应选择不易掉纤维的织物，宜使用细纤维材布和脱卸式地巾。

4.5.4 复用处置方式 包括手工和机械清洗与消毒两种方法。

4.5.4.1　手工清洗与消毒

4.5.4.1.1　擦拭布巾：清洗干净，在250mg/L有效氯消毒剂（或其他有效消毒剂）中浸泡30min，冲净消毒液，干燥备用。

4.5.4.1.2　地巾：清洗干净，在500mg/L有效氯消毒剂中浸泡30min，冲净消毒液，干燥备用。

4.5.4.2　机械清洗与消毒：有条件的医疗机构宜采用热力型清洗-消毒机，将使用后的布巾、地巾等物品放入清洗机内，按照使用说明实施机械清洗、热力消毒、机械干燥、装箱备用。

4.6　质量监测

环境表面清洁质量审核方法以目测法为主，可根据实际情况选用化学法、微生物法。

4.6.1　目测法　以目测检查环境干净、干燥、无尘、无污垢、无碎屑、无异味等。

4.6.2　化学法

4.6.2.1　荧光标记法：将荧光标记在邻近患者诊疗区域内高频接触的环境表面。在环境清洁服务人员实施清洁工作前预先标记，清洁后借助紫外线灯检查荧光标记是否被有效清除，计算有效的荧光标记清除率，考核环境清洁工作质量。

4.6.2.2　荧光粉迹法：将荧光粉撒在工作区域内高频接触的环境表面。在环境清洁服务人员实施清洁工作前预先标记，清洁后借助紫外线灯检查荧光粉是否被扩散，统计荧光粉扩散的处数，考核环境清洁工作"清洁单元"的依从性。

4.6.2.3　ATP法：应按照ATP监测产品的使用说明书执行。记录监测表面的相对光单位值（RLU），考核环境表面清洁工作质量。

4.6.3　微生物法　环境微生物考核方法参考GB15982。

5 低温灭菌技术

5.1 目的

为低温灭菌提供指导性意见，规范低温灭菌技术。

5.2 常见低温灭菌的方法

环氧乙烷气体灭菌、过氧化氢低温等离子灭菌、过氧乙酸灭菌、低温甲醛蒸气灭菌等。

5.3 理想的低温灭菌应具备的特征

5.3.1 灭菌效果可靠 相关灭菌因子能杀灭病毒、细菌、结核分枝杆菌、真菌和芽胞。

5.3.2 穿透性强 具备穿透一般医疗器械包装材料，并渗透进器械管腔内部的能力。

5.3.3 无毒无害 对医护人员及患者无毒副作用，对环境无害。

5.3.4 可监控性 有完整的灭菌效果监测系统。

5.3.5 材料兼容性 即使经过多次灭菌，对器械的外观、功能以及包装材料无显著影响。

5.3.6 经济性 单机购置成本以及后续耗材成本价格可接受。

5.4 低温灭菌技术原则

5.4.1 耐热、耐湿的诊疗器械、器具和物品灭菌时应首选压力蒸汽灭菌法。

5.4.2 不耐热、不耐湿的诊疗器械、器具和物品进行低温灭菌时，需根据其制造商和灭菌器的说明文件选择灭菌方式及灭菌程序。

5.4.3　重复使用的诊疗器械、器具和物品，进行低温灭菌时应符合 WS/T 367 的要求。

5.4.4　包装材料应符合 GB/T 19633 的要求，对其微生物屏障、物理化学特性、与灭菌过程的适应性等特性进行评估，选择适当的包装材料进行包装。

5.4.5　效果监测应符合 WS 310.3-2016 的要求，并根据制造商说明文件执行。

5.4.6　选定灭菌方式后，不宜频繁更换。

5.5　常用的低温灭菌方法

5.5.1　环氧乙烷气体灭菌

5.5.1.1　适用范围

5.5.1.1.1　适用于生产厂商推荐为首选灭菌方法的产品。

5.5.1.1.2　不适用于以下类别物品的灭菌：①食品类；②液体类；③油脂类；④粉剂类。

5.5.1.2　灭菌方法：执行 WS/T 367

5.5.1.2.1　应按照生产厂家的操作使用说明或指导手册，根据灭菌物品种类、包装、装载量与方式不同，选择合适的温度、浓度和时间等灭菌参数。

5.5.1.2.2　灭菌程序包括预热、预湿、抽真空、通入气体环氧乙烷达到预定浓度、维护灭菌时间、清除灭菌柜内环氧乙烷气体、解析灭菌物品内环氧乙烷残留等过程。

5.5.1.2.3　灭菌后的金属及玻璃材质的物品可直接使用，其他物品灭菌后应进行解析（或灭菌程序中包含解析过程）。温度不同，解析时间不同：50℃时解析时间至少为 12h；60℃时解析时间至少为 8h；残留环氧乙烷应符合 GB/T 16886.7 的要求。若灭菌程序包含解析过程其解析过程应在环氧乙烷灭菌柜内继续进行，或放入专门的通风柜内，不应采用自然通风法进行解析。

5.5.1.3　注意事项

5.5.1.3.1　灭菌器安装应符合要求，通风良好，远离火源，灭菌器的前、后、左、右及上方各侧应预留 51cm 空间，并应安装专门的排气管道，且与大楼其他排气管道完全隔离。

5.5.1.3.2　环氧乙烷灭菌气瓶或气罐应放置在远离火源和静电、通风良好、无日晒、温度低于 40℃ 的环境中存放，不应置于冰箱内，并应严格执行国家制定的有关易燃易爆物品的管理要求。建议置于防爆柜中储存。

5.5.1.3.3　应对于工作环境中的环氧乙烷浓度进行实时监测和记录。

5.5.1.3.4　消毒员应经专业知识和紧急事故处理的培训。

5.5.1.3.5　应选择适宜的包装材料，不应选择棉布类包装材料。

5.5.1.3.6　职业暴露的处理：过度接触环氧乙烷后，应迅速将其移出中毒现场；皮肤接触后，用水冲洗接触处至少 15min，同时脱去污染衣物；眼睛接触液态环氧乙烷或高浓度环氧乙烷气体后应至少冲洗 10min。职业暴露后应尽快就诊。

5.5.2　过氧化氢低温等离子体灭菌

5.5.2.1　适用范围

5.5.2.1.1　适用于生产厂商推荐为首选灭菌方法的产品。

5.5.2.1.2　不适用于以下类别物品的灭菌：①植物纤维素类，如布、纸张等；②液体类，如水、石蜡油等；③粉剂类，如滑石粉等；④有盲端的管腔类器械；⑤超过厂家灭菌使用说明范围以外的管腔类物品。

5.5.2.2　灭菌方法

5.5.2.2.1　应在专用的过氧化氢低温等离子体灭菌器内进行，每个循环周期包括准备期、灭菌期、解析期三个步骤。

5.5.2.2.2　应遵循过氧化氢低温等离子体灭菌器生产厂家的操作使用说明书。

5.5.2.3　注意事项

5.5.2.3.1　物品灭菌前应彻底干燥。

5.5.2.3.2　灭菌物品的包装材料应符合 YY/T 0698.2 的非织造布、YY/T 0698.5 复合型组合袋和重复性使用容器的要求。

5.5.2.3.3　灭菌包不应叠放，不应接触灭菌腔内壁，并遵循厂家操作使用说明书。

5.5.2.3.4　灭菌器应合法有效。

6　手术室废物的管理

6.1　目的

依据国家相关规定，做好医疗废物源头分类，规范医疗废物流程管理，防止手术产生的医疗废物处理不当造成交叉感染、环境污染以及疾病传播，确保手术安全。

6.2　分类

6.2.1　手术室的废物分为医疗废物（医疗垃圾）和生活垃圾。医疗垃圾应分别放置在黄色垃圾袋或利器盒中，生活垃圾放置于黑色垃圾袋内。

6.2.2　医疗废物（医疗垃圾）（表 8-6-1）

6.2.3　生活垃圾

6.2.3.1　有害垃圾：废电池、废荧光灯管、废胶片等。

6.2.3.2　易腐垃圾：餐饮、瓜果、花卉垃圾等。

6.2.3.3　可回收物：各种外包装材料及输液瓶（袋）等。

表 8-6-1　医疗废物分类

类别	特征	废物名称
感染性废物	被患者血液、体液、排泄物污染的废物	各种敷料、一次性卫生用品、医疗用品、一次性器械；废弃的血液、血清；术中切除不需要送检的组织等
病理性废物	手术及其他诊疗中产生的人体废弃物和医学实验动物尸体等	废弃的组织、器官；医学实验动物组织、尸体；病理切片后废弃的组织等
损伤性废物	能够刺伤或割伤人体的废弃医用锐器	医用刀片、缝合针、玻璃安瓿、克氏针、钢丝残端、钻头等
药物性废物	过期、淘汰、变质或被污染的废弃药品	各种过期、变质、被污染的药品
化学性废物	具有毒性、腐蚀性、易燃易爆性的废弃的化学物品	废弃的化学试剂、被污染的培养皿、废弃的化学消毒剂等

6.3　管理

6.3.1　制定并落实管理制度

6.3.1.1　应有对医疗废物分类、收集、转运、暂存及交接、登记的规定。

6.3.1.2　制定医疗废物流失、泄漏、扩散和意外事故的应急方案。

6.3.1.3　专人负责培训，督促相关制度落实。

6.3.1.4　医疗废物包装袋或者容器应符合《医疗废物专用包装袋、容器和警示标识标准》。

6.3.2 处理流程

6.3.2.1 手术间应放置无盖垃圾桶（袋）、锐器盒等，用于医疗废物和生活垃圾的收集。

6.3.2.2 分类放置

6.3.2.2.1 黄色垃圾袋应放置被血液、体液污染的敷料、缝线、引流管、密闭式引流瓶及杂项物品等，传染病或疑似传染病患者产生的医疗废物应当使用双层包装物并及时密封。

6.3.2.2.2 黄色锐器盒应放置各类锐器。

6.3.2.2.3 黑色垃圾袋应放置未被血液、体液、排泄物污染的手术物品的外包装材料。

6.3.2.2.4 白色垃圾袋应放置未被污染的输液瓶（袋），指普通患者使用后去除输液管、针头部分，且输注液体内未添加其他药物，按可回收的生活垃圾处理。

6.3.2.2.5 手术切下不需要做病理检测的肢体等，用黄色垃圾袋包好，联系医疗垃圾回收人员及时回收，并做好登记。

6.3.2.2.6 引流液、排泄物、废化学试剂、废弃的消毒剂等液体应排入污水处理系统。

6.3.2.2.7 放射性药品应存放在防护容器中，用后剩余的药品必须清点后再存放在防护容器中，按《放射性废物安全管理条例》规定运至存放地。

6.3.2.3 每台手术结束后，及时清空手术间内所有垃圾，并注明手术间号及台次。

6.3.3 特殊情况处理

6.3.3.1 发生医疗废物流失、泄漏、扩散时，应当立即报告，并上交事件经过。

6.3.3.2 导致有人员健康损害，需要对致病人员提供医疗救护和现场救援等相应紧急处理措施。

6.3.3.3 发生医疗废物导致传染病传播，或有证据证明传染病传播的事故有可能发生时，应当按照《传染病防治法》及有关规定报告，并采取相应措施。

6.3.4 注意事项

6.3.4.1 手术室内医疗废物暂存地应远离手术区域、无菌物品储存区域及生活区。应设醒目标识，有医疗废物分类收集方法的示意图或者文字说明，且定期清洁消毒。

6.3.4.2 暂存的医疗废物应避免污染储存环境，及时运出。

6.3.4.3 从患者体内取出的内植物应按医疗废物处理。

6.3.4.4 放入包装袋或者容器内的感染性废物、病理性废物、损伤性废物不得取出。

6.3.4.5 盛装的医疗废物达到包装物或者容器的 3/4 时，应当使用有效的封口方式。

6.3.4.6 包装物或者容器的外表面被感染性废物污染时，应当对被污染处进行消毒处理或者增加一层包装。

6.3.4.7 在进行医疗废物的收集、运送、贮存、处置等工作中，出现渗漏、遗撒等情况，应立即进行污染范围的清洁、消毒。

6.3.4.8 若怀疑污染范围大或有无法控制的情况，除做好清洁、消毒工作外，需立即通知上级有关部门进行评估，并给予有效的处理。避免污染周围环境。

9

第九篇　手术室人员管理

1 概述

1.1 目的

为手术室管理者提供手术室相关人员管理的指导原则及意见，以规范手术室各级人员的安全、高效管理，保障患者健康权益。

1.2 适用范围

适用于手术室、心导管室、介入室及其他实施有创检查及治疗的部门。

2 巡回护士职责

2.1 手术前

2.1.1 查看手术通知单，了解拟实施手术名称、麻醉方式及患者相关信息（过敏史、生化检查等），必要时参加病例讨论、访视患者，做好术前宣教。

2.1.2 确认手术所需物品、仪器、设备、手术体位用物等，并处于功能状态。

2.1.3 检查手术间环境，符合国家规范要求，包括温度、湿度、照明、清洁状况等，发现异常及时报修。清空上一台手术患者的所有物品、病历资料、垃圾等。

2.1.4 遵循一间、一人、一病历原则，每个手术间只能安置一位患者，并只能存放该患者的病历、资料。

2.1.5 执行手术患者交接制度，做好与病房护士的交接，检查所带药物、影像学检查结果等，确认患者有无义齿、饰品、植入物等，并在交接单上签名记录。

2.1.6　核对手术患者身份，采用两种以上核对方法（参照本指南第五篇　9手术患者十大安全目标）。

2.1.7　患者转移至手术床时，先确认手术床和手术平车固定，再转移患者，告知患者不得随意移动，防止坠床的发生。

2.1.8　做好患者的心理护理，减轻患者焦虑。

2.2　手术中

2.2.1　根据手术及麻醉需要，选择静脉穿刺部位，按《静脉治疗护理技术操作规范》建立静脉通路，妥善固定。按相关要求给予术前抗菌药物。

2.2.2　执行《手术安全核查制度》，在麻醉前、手术开始前、患者离室前，与麻醉医生、手术医生共同核对患者相关信息，确保正确的患者、正确的手术部位、正确的手术方式。

2.2.3　协助实施麻醉。

2.2.4　协助洗手护士铺置无菌台，检查无菌物品的有效期、包装等，确保物品合格，打开无菌物品。

2.2.5　执行手术物品清点制度，清点、核对手术中所需物品，并签字记录（参照本指南第七篇　手术物品清点）。

2.2.6　检查评估皮肤，遵循手术体位安置原则，与手术医生、麻醉医生共同安置手术体位，实施必要的保护和约束措施，避免受压、暴露等造成的损伤，防止患者坠床。

2.2.7　减少不必要的暴露，保护患者隐私，做好保暖，保证舒适。

2.2.8　随时提供手术所需仪器、设备、手术器械、耗材等。正确连接、调试手术设备。

2.2.9　严格执行查对制度　给药、输血等操作时须与手术医生或麻醉医生双人核对；抢救时协助麻醉医生给药；在执行口头医嘱时必须复述确认，并保留空安瓿至手术结束。

2.2.10　及时供应术中所需物品，添加物品双人清点后及时记录，掉落的物品应集中放于固定位置，以便清点。

2.2.11　做好护理观察　包括出血、用药、输液、输血、尿量、手术体位等。发生异常情况，积极配合抢救。

2.2.12　严格执行并监督手术间所有人员的无菌操作技术、消毒隔离技术、垃圾分类等各项规定的落实。控制参观人数，保持手术间门处于关闭状态、环境整洁。

2.2.13　严格执行交接班制度，现场交接，内容包括手术物品、体位及皮肤、管路等，并做好交接记录。

2.2.14　遵循手术标本管理制度，协助洗手护士或手术医生核对病理及病理单的各项内容，确认标本来源的名称和数量，妥善管理手术标本，督促及时送检，并签字记录（参照本指南第五篇　6手术标本管理）。

2.2.15　执行护理文件书写规定，准确填写各种护理文件，并签字确认。特殊情况在护理记录单上详细描述，必要时请主刀医生签字确认。

2.2.16　巡视仪器和设备的运转情况，发现异常及时检查，必要时报修。

2.3　手术后

2.3.1　协助手术医生包扎伤口，保持患者皮肤清洁，衣物整齐，保护隐私、注意保暖。

2.3.2　检查患者皮肤　如有损伤等异常情况，与手术医生共同确认，发生时，须在护理记录单上记录，并与手术医生、病房护士交接。

2.3.3　整理管路　保持通畅，标识清楚，固定稳妥。

2.3.4　整理患者所带物品及护理文件，将患者安全送离手术室。

2.3.5　整理手术间，物归原处，并补充所需物品。

2.3.6　执行不良事件上报制度，及时上报与患者安全相关的事件。

3　洗手护士职责

3.1　手术前

3.1.1　查看手术通知单，了解拟实施手术名称、麻醉方式及患者相关信息（过敏史、生化检查等）、手术特殊用物，必要时参加病例讨论、访视患者。

3.1.2　备齐手术所需物品，包括无菌物品、外科洗手用品、脚蹬等。必要时请术者确认关键的器械和物品，如有疑问及时补充、更换。

3.1.3　检查手术所需无菌物品及器械的灭菌标识和有效期。

3.1.4　协助巡回护士安置患者、准备手术仪器设备等。

3.2　手术中

3.2.1　铺置无菌台前　确认周边环境符合无菌技术操作要求；再次检查手术所需无菌物品及器械的灭菌标识和有效期。

3.2.2　执行外科手消毒（参照本指南第一篇　3 外科手消毒），原则上提前 15~30min 刷手。

3.2.3　铺置无菌台后，检查手术器械性能、完整性。

3.2.4　执行手术物品清点制度，与巡回护士共同清点台上物品（参照本指南第七篇　手术物品清点）。

3.2.5　遵循无菌技术操作原则，协助手术医生进行手术区域皮肤消毒、铺置无菌单、戴无菌手套。

3.2.6 与巡回护士连接好各种手术仪器，如电刀、吸引器、超声刀、冷光源等。

3.2.7 关注手术进程，掌握手术步骤及主刀医生习惯，提前准备并正确传递手术器械，及时擦拭器械上的血渍，传递前及使用后均需检查器械完整性。

3.2.8 对正在使用的器械、纱布、纱垫、缝针等做到心中有数，用后及时收回。

3.2.9 监督手术医生对特殊器械及电外科的安全使用。

3.2.10 负责手术台上标本的管理，严格执行手术标本管理制度（参照本指南第五篇 6 手术标本管理）。

3.2.11 监督手术台上人员的无菌技术操作，严格执行手术隔离技术。保持无菌区域干燥整洁、不被污染，如有或疑有污染立即更换。

3.2.12 做好标准预防，正确传递锐器，防止发生锐器伤。如为特殊感染手术，按感染类别执行 WS 367-2012《医疗机构消毒技术规范》相关处理规定。

3.2.13 术中原则上不调换洗手护士，特殊情况必须调换时，严格执行交接班制度，现场交接。

3.2.14 完成第四次手术物品清点后，告知手术医生手术物品数目正确、完整。

3.3 手术后

3.3.1 协助手术医生包扎伤口，清洁手术区域皮肤。正确连接各种引流袋。

3.3.2 按照本指南第五篇 6 手术标本管理来处理标本。

3.3.3 遵循垃圾分类原则，锐器应放置于锐器盒内。

3.3.4 做好器械整理，及时与消毒供应人员交接。

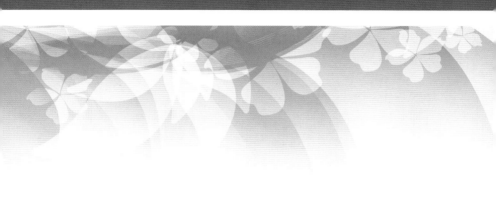

附　录

附录 1　医务人员洗手方法

1　在流动水下，使双手充分淋湿。

2　取适量肥皂（皂液），均匀涂抹至整个手掌、手背、手指和指缝。

3　认真揉搓双手至少15s，应注意清洗双手所有皮肤，包括指背、指尖和指缝，具体揉搓步骤为：

3.1　掌心相对，手指并拢，相互揉搓（附图1）。

3.2　手心对手背沿指缝相互揉搓，交换进行（附图2）。

3.3　掌心相对，双手交叉指缝相互揉搓（附图3）。

3.4　弯曲手指使关节在另一手掌心旋转揉搓，交换进行（附图4）。

3.5　右手握住左手大拇指旋转揉搓，交换进行（附图5）。

3.6　将5个手指尖并拢放在另一手掌心旋转揉搓，交换进行（附图6）。

4　在流动水下彻底冲净双手，擦干，取适量护手液护肤。

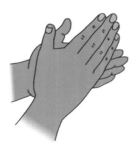

附图1　掌心相对揉搓

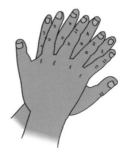

附图2　手指交叉，掌心相对手背揉搓

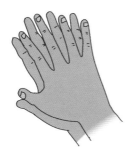

附图 3　手指交叉，
掌心相对揉搓

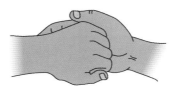

附图 4　弯曲手指关节
在掌心揉搓

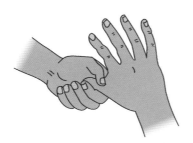

附图 5　拇指在掌中揉搓

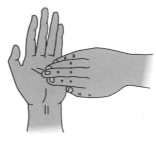

附图 6　指尖在掌心中揉搓

附录 2　Caprini 血栓风险因素评估表

A₁　每个危险因素 1 分	B　每个危险因素 2 分	C 每个危险因素 3 分	D 每个危险因素 5 分
□年龄 40~59 岁	□年龄 60~74 岁	□年龄≥75 岁	□大手术（超过 3h）*
□肥胖（BMI>30kg/m²）	□肥胖（BMI>40kg/m²）	□肥胖（BMI>50kg/m²）	□选择性下肢关节置换术
□计划小手术	□大手术（>60min）*	□大手术持续 2~3h*	□髋、骨盆或下肢骨折（1 个月内）
□大手术史	□关节镜手术（>60min）*	□浅静脉、深静脉血栓或肺栓塞病史	□脑卒中（1 个月内）
□静脉曲张	□腹腔镜手术（>60min）*	□深静脉血栓或肺栓塞家族史	□多发性创伤（1 个月内）
□炎症性肠病史	□既往恶性肿瘤	□现患恶性肿瘤或进行化疗	□急性脊髓损伤（瘫痪）（1 个月内）
□目前有下肢水肿		□因子 V leiden 阳性	
□急性心肌梗死（1 个月内）	A₂　仅针对女性（每项 1 分）	□凝血酶原 20210A 阳性	
□充血性心力衰竭（1 个月内）	□口服避孕药或激素替代治疗	□血清同型半胱氨酸酶升高	

续表

A₁　每个危险因素 1 分	B　每个危险因素 2 分	C　每个危险因素 3 分	D 每个危险因素 5 分
□败血症（1 个月内）	□妊娠期或产后 1 个月内	□狼疮抗凝物阳性	
□严重肺部疾病，含肺炎（1 个月内）	□原因不明的死胎史，复发性自然流产（≥3 次），由于毒血症或发育受限原因早产	□抗心磷脂抗体阳性	
□COPD		□肝素引起的血小板减少	
□目前卧床的内科患者		□其他类型血栓形成	
□下肢石膏或支具固定			
□中心静脉置管			
□其他风险			
危险因素总分			

注：

1. 每个危险因素的权重取决于引起血栓事件的可能性。如癌症的评分是 3 分，卧床的评分是 1 分，前者比后者更易引起血栓。

2. * 只能选择 1 个手术因素

低危：0~1 分，早期活动

中危：2 分，药物预防或物理预防

高危：3~4 分，药物预防和（或）物理预防

极高危：≥5 分，药物预防和物理预防

规范性引用文件

[1] WHO 咨询专家组，WHO 顾问委员会，手卫生项目起草组. 世界卫生组织-医疗活动中手卫生指南［S］，2005.

[2] 中华人民共和国卫生行业标准. WS/T 313—2009，医务人员手卫生规范［S］.

[3] 中国国家标准化管理委员会. 中华人民共和国国家标准，GB27950—2011，手消毒剂卫生要求［S］，2012.

[4] 中华人民共和国卫生行业标准. WS/T 367—2012，医疗机构消毒技术规范［S］.

[5] Perioperative Standards and Recommended Practices. Denver，CO：AORN，Inc，2013.

[6] ANSI/AAMI/ISO TIR 11139：2006 Sterilization of health care products － Vocabulary.

[7] Perioperative Standards and Recommended Practices. Denver，CO：AORN，Inc，2015.

[8] 中华人民共和国卫生行业标准. 医疗器械临床使用安全管理规范［S］，2010.

[9] 中华人民共和国卫生行业标准. 外科手术部位感染预防和控制技术指南（试行）［Z］，2010.

[10] 中华人民共和国卫生行业标准. GB50333—2013，医院洁净手术部建筑技术规范［S］.

[11] 中华人民共和国卫生行业标准. WS 310—2016，医院消

毒供应中心［S］.

［12］中华人民共和国国家卫生和计划生育委员会. 医疗机构临床用血管理办法（卫生部令第 85 号），2012.

［13］中华人民共和国卫生行业标准. WS/T 433—2013，静脉治疗护理技术操作规范［S］.

［14］中华人民共和国国家标准. GB5907. 1—2014，消防基本术语［S］.

［15］ASA（American Society of Anesthesiologists）. 手术室火灾预防和管理指南. 2014.

［16］中华人民共和国卫生行业标准，WS308—2009，医疗机构消防安全管理［S］.

［17］ANSI/AAMI. 2006. ST79 Comprehensive guide to steam sterilization and sterility assurance in health care facilities.

［18］中华人民共和国国家标准，GB 15982-2012，医院消毒卫生标准［S］.

［19］北京市医院感染管理质量控制和改进中心. 北京市医疗机构环境清洁卫生技术与管理规范，2013.

［20］中华人民共和国卫生行业标准. WS/T 512—2016，医疗机构环境表面清洁与消毒管理规范［S］.

［21］National Institute for Health and Care Excellence. Venous thromboembolism：reducing the risk for patients in hospital（2015）［EB/OL］.

［22］美国胸科医师学会（ACCP）. 静脉血栓栓塞（VTE）抗栓治疗指南（第 10 版），2016.

［23］中华医学会骨科学分会. 中国骨科大手术静脉血栓栓塞症预防指南［J］. 中华骨科杂志，2016，（2）：65-71.

［24］中国临床肿瘤学会（CSCO）肿瘤与血栓专家共识委员会. 肿瘤相关静脉血栓栓塞症的预防与治疗中国专家指南（2015 版）［J］. 中国肿瘤临床，2015，（20）：979-991.

［25］中国医院协会，患者十大安全目标，2017.

［26］中华人民共和国国务院，医疗废物管理条例，2003.

［27］中华人民共和国国家卫生和计划生育委员会，医疗废物分类目录，2013.

［28］中华人民共和国国家卫生和计划生育委员会，医疗卫生机构医疗废物管理办法，2003.

［29］中华人民共和国国务院，放射性废物安全管理条例，2012.

［30］中华人民共和国国家卫生和计划生育委员会，关于在医疗机构推进生活垃圾分类管理的通知，2017.

［31］中华人民共和国环境保护部，医疗废物专用包装袋、容器和警示标识标准，2008.

［32］中华人民共和国卫生行业标准，WS/T 510-2016，病区医院感染管理规范［S］.

［33］中华人民共和国国家标准，GB 18466-2005，医疗机构水污染物排放标准［S］.

［34］中华人民共和国环境保护部，医院污水处理技术指南，2003.

［35］国家食品药品监督管理总局，医疗器械分类目录，2018.

［36］美国心脏协会（AHA）.心肺复苏及心血管急救指南，2018